Verhandlungen

der

Deutschen Pathologischen Gesellschaft.

Erste Tagung,

gehalten zu Düsseldorf vom 19.—22. September 1898.

Berlin.

Druck und Verlag von Georg Reimer.

1899.

Inhaltsverzeichniss.

I.

Eröffnungs-Sitzung der Deutschen Pathologischen Gesellschaft.

Montag, den 19. September 1898, Nachmittags 3 Uhr.

1. Rede des Vorsitzenden, Herrn Rudolf Virchow.

Ueber die Stellung der pathologischen Anatomie zu den klinischen Disciplinen.

Meine Herren! Da ich vom vorigen Jahre her verpflichtet bin, so will ich ein einleitendes Wort reden: meine alten Freunde haben das gewünscht. Wiewohl es heute schwierig ist, etwas zu sagen, was keinen Anstand findet, so bin ich doch gewöhnt, durch allerlei Schwierigkeiten hindurchzusteuern; so wird es hoffentlich auch gelingen, durch die einleitenden Worte nicht zu verletzen. Ich bitte aber im Voraus um Nachsicht.

Als ich überlegte, wie ich Ihnen die augenblickliche Situation kurz darlegen sollte, da kam mir zunächst die Erinnerung, dass wir einfachen Pathologen im Grossen und Ganzen in eine Vertheidigungsstellung gedrängt worden sind durch die grosse Energie, welche einflussreiche Praktiker an der Spitze von grossen und wichtigen Körperschaften entwickelt haben. Ich will diese Körperschaften nicht aufzählen; wissen wir doch alle, dass wir jetzt, abgesehen von den vielen specialistischen Congressen, einen klinischen Congress für innere Medicin haben, und dass noch ein älterer und grösserer chirurgischer Congress existirt, die beide grosse Kräfte aufbringen können, denen gegenüber ein weiteres selbstthätiges Handeln kaum noch möglich erscheint. Es ist nicht zu verkennen, dass unter dieser Entwicklung die rein wissenschaftliche Richtung, die wir vertreten oder die doch ein grosser Theil von uns vertritt, in eine mehr als bescheidene Stellung gedrängt worden ist. Das erklärt sich vielleicht zum Theil daraus, dass wir uns von jeher einer besonderen Bescheidenheit befleissigt haben. Ich betone das deshalb, weil mir eben ein Blatt zugeschickt worden ist, das meine Unbescheidenheit behauptet. Ich versichere, dass das ein Irrthum ist. Ich war immer bescheiden. Immerhin ist die Situation die, dass im Augenblick die klinischen Congresse das Hauptfeld occupirt haben, und dass, wenn etwas dagegen geschehen soll, es hohe Zeit ist, sich zu zeigen.

Es fragt sich nur: Machen nicht die Kliniker nur das, was wir auch machen könnten, aber noch nicht gemacht haben? Das ist eine Frage, welche sich am besten beantworten lassen wird nach einiger Zeit, wenn einmal festgestellt ist, was diese Gesellschaft leistet, ob sie sich in der Welt zeigen darf, und wieweit sie im Stande ist, durch eigene Leistungen sich geltend zu machen. Die ganze medicinische Wissenschaft ist gewissermaassen aus klinischer Thätigkeit hervorgewachsen. Hippokrates und seine Zeitgenossen waren freilich keine Professoren, auch keine eigentlichen Kliniker, sondern praktische Aerzte, und doch sind sie bis in unsere Zeit hinein als Urheber betrachtet worden auch von dem, was wir für uns in Anspruch nehmen. Dieser Zustand ist sehr natürlich. Es kann daher sonderbar erscheinen, dass es allmählich zu einem Gegensatz gekommen ist zwischen den klinischen Ansprüchen und den Ansprüchen der blossen Pathologen.

Nichtsdestoweniger möchte ich kein Bedenken tragen, diesen Gegensatz anzuerkennen und ihn auch, wenn möglich, näher zu formuliren. Ich denke nämlich, wenn wir uns diesen Gegensatz klar machen, so kommen wir dahin, dass die Thätigkeit des praktischen Arztes, wie die des Klinikers, in erster Linie eine casuistische ist; sie ist an einzelne Fälle geknüpft, sie reiht diese aneinander und zieht daraus zusammenfassende Schlusssätze. So gewinnt man eine Art von thatsächlicher Grundlage.

Aber diese Methode, die an sich die erste war und sein musste, ist mit vielen Fehlern behaftet. Es wird freilich die Zahl derer immer grösser, die da glauben, dass in der Statistik die ganze Weisheit zu finden sei. Schon unser alter Lehrmeister Morgagni aber hat den Satz ausgesprochen: non numerandae, sed perpendendae sunt observationes. Heutzutage giebt es leider Viele, welche meinen, dass die eigentliche Weisheit der Pathologie den Zahlen entnommen werden könne. Freilich, in ganz neuer Zeit, wo so massenhaft Zahlen sich zusammenbringen lassen, wo Alles zusammengetragen wird, was auf einen Punkt bezogen werden kann, da ist es leicht begreiflich, dass, wenn so grosses Material einem Neuling vorgeführt wird, er geblendet wird durch den ausserordentlichen Lichtschein, der von da ausgeht. Ich habe noch neulich Gelegenheit genommen, die ätiologische Frage zu berühren in Bezug auf die Einflüsse, welche Syphilis auf die Erzeugung gewisser Krankheiten (Tabes, Paralysis progressiva, Aneurysmen) besitzen soll. Mit der Statistik ist es leicht zu beweisen, dass eine Menge von Fällen jeder dieser Krankheiten sich auf Syphilis zurückführen lässt. Ob der Kampf gegen diese Methode siegreich werden wird oder nicht, das ist meiner Vorstellung nach eine der Fragen, in welchen das Urtheil über die künftige Gestaltung der wissenschaftlichen Medicin überhaupt enthalten ist.

Ich halte es für eine Hauptaufgabe, dass wir wieder einmal den Satz von Morgagni beherzigen: perpendendae sunt observationes, und dass wir nicht immer an dem alten Vorurtheil von der Bedeutung der Zahlen festhalten, von denen aus soviel Leid über die Welt gekommen ist. Wenn Jemand eine neue Krankheit zu behandeln hat, so will ich ihm keinen Vorwurf machen, wenn er analoge Fälle aufsucht, sie zusammenreiht und seine Schlüsse daraus macht. Aber ich will ein Beispiel hervorheben: Es wäre nichts leichter, als den Beweis zu führen, dass auch das Myxoedem sich auf Syphilis zurückführen lässt, da gewisse Veränderungen der Schilddrüse dabei gefunden werden, die eine Annäherung an Syphilis andeuten könnten, zumal da manche Myxoedematöse früher syphilitisch waren. Aber ich stelle der Zählmethode die kritische Methode gegenüber. Ich habe vielleicht mehr, als für die Unterhaltung Mancher wünschenswerth war, die Bedeutung der wissenschaftlichen Methode erörtert, und doch möchte ich sagen: Ich habe die Vorstellung, dass darin der Grenzpunkt liegt, der die klinische Erfahrung im Grossen und Ganzen scheidet von derjenigen, die wir zur Geltung zu bringen wünschen und die man die anatomische genannt hat. Das will sagen, dass wir für eine jede ätiologische Construction auch eine anatomische Unterlage verlangen.

Ich möchte aber auch dagegen protestiren, dass man den

Begriff des Anatomischen zu sehr professionell auffasst, als ob das jedesmal professionelle Anatomie sein müsste. So möchte ich auch von uns sagen, dass, wenn wir unsere Gesellschaft die „pathologische“ nennen, wir doch keine Gesellschaft von professionellen Pathologen bilden wollen, sondern eine Vereinigung von Medicinern, in der ein fester wissenschaftlich geschulter Kern gegeben sein soll, um den Andere sich schaaren können, welche in gleicher Richtung forschen. Das anatomische Forschen ist ja völlig untrennbar von dem anatomischen Denken. Was wir vorhaben, ist, die Ueberzeugung zu verbreiten, dass alle guten Aerzte anatomisch denken und dass sie auch solche Störungen anatomisch betrachten müssen, die nicht unmittelbar Gegenstand der anatomischen Forschung sein können. Wir müssen uns im Beginn unserer Thätigkeit daran erinnern, dass, wenn Jemand kommen und von uns sagen wollte: Das sind ja lauter Anatomen!, wir ihm antworten dürfen: Wir wollen Pathologen sein und keine blosse Anatomen; auch wir wollen an lebendigem Material Beobachtungen anstellen.

Es war ein Vorzug, dass wir in Deutschland durch den etwas langen und zum Theil mühseligen Entwicklungsgang, den bei uns die Wissenschaften genommen haben, genöthigt gewesen sind, allgemeinen Betrachtungen eine etwas grössere Breite zu gewähren. Das wird nicht immer nothwendig sein, aber es ist noch nothwendig in diesem Augenblick, wo wir so mächtigen Körperschaften gegenübertreten, die das Schwergewicht ihrer Autorität nach einer andern Richtung legen. Unsere Kliniker sind sehr fleissig geworden im Experimentiren. Seitdem die Bakterien aufgekommen sind, ist das Experiment so allgemein geworden, dass es die Grundlage jeder Forschung zu werden droht, — zum Schrecken aller zartbesaiteten Jungfrauen, welche bis zu ihrem Tode die Furcht vor dem Thier-Experiment nicht los werden können. Ich kann Ihnen jedoch die erfreuliche Mittheilung machen, dass ich eben auf dem Wege nach England bin, wo die ersten grossen experimentellen Institute eröffnet werden sollen, welche allen Arten von Experimenten gleichmässig zu dienen bestimmt sind. Das bedeutet eine völlige Revolution für England, denn es wird damit hoffentlich der lange Streit, ob Experimente an Thieren gemacht werden dürfen, dort bald eine glückliche Beilegung finden. —

Nun also, ich sage: unsere Kliniker haben fleissig experimentirt. Ich will das in keiner Weise bestreiten. Es kann ihnen auch niemand das Recht bestreiten, zu experimentiren; denn jeder Einzelne hat das Recht, auf seine Weise der Entwickelung der Wissenschaft zu dienen. Aber zunächst müssen wir doch daran festhalten, dass auch auf dem Wege der experimentellen Untersuchung sich grosse und ganz erhebliche Schwierigkeiten gezeigt haben. Man hat sich oft viel zu wenig der Vorfrage erinnert: was gehört alles zu einem vollständigen Experiment? Nehmen wir als Beispiel die Bakterien. So lange man die Bakterien noch nicht in ein strenges wissenschaftliches System gebracht hat, so lange sie keine Namen haben, die jede einzelne Art gut bezeichnen, so lange sie nicht eine anerkannte Stellung im botanischen System einnehmen, können wir nicht sagen, dass wir mit bekannten Grössen arbeiten, oder dass wir durch die Angabe von dem Vorkommen eines Bakterium in den Stand gesetzt werden, zu verstehen, was andere Experimentatoren wahrgenommen haben.

Sicherlich haben wir nicht die Aufgabe, in unserer Gesellschaft neue Wege einzuschlagen; wir haben nur darüber zu wachen, dass die gewählten Wege mit derjenigen Vorsicht, Kaltblütigkeit und Aufmerksamkeit benutzt werden, welche nöthig sind. Alles Hasten, alle überstürzenden, vorzeitigen Schlussfolgerungen aus frühzeitig abgebrochenen Beobachtungsreihen müssen aufhören. Wir müssen dafür sorgen, dass die strengere Methode, die in der Wissenschaft so lange geherrscht hat, wieder überall Platz greift.

Ich weiss nicht, wie weit ich in der Lage war, das auszudrücken, was Sie selbst meinen. Ich möchte nur die Nothwendigkeit betont haben, weshalb wir zu der Gründung dieser besonderen Gesellschaft gelangt sind. Wir haben nicht einen so radikalen Schritt gethan, wie ihn die Kliniker gethan haben, indem sie besondere Congresse gründeten, die mit der Naturforscher-Versammlung nichts zu thun haben, sondern wir sind hier als Mitglieder der Naturforscher-Versammlung, und in unseren Statuten ist es vorgesehen, dass diese Verbindung als die regelmässige zu betrachten ist, wenn auch ausserordentliche Versammlungen vorbehalten sind. Wir haben die Meinung, dass wir im Zusammenhang bleiben müssen mit der grossen allgemeinen Versammlung. Aber unsere Hoffnung ist darauf gerichtet, dass eine immer grössere Zahl auch von Medicinern anderer Disciplinen und von einfachen praktischen Aerzten sich uns anschliessen wird, dass sie uns helfen werden, die neuen und festeren Formen im Ganzen durchzuführen. Wir werden uns sehr freuen, wenn recht viele Kliniker sich uns anschliessen; einige haben es schon gethan und ich hoffe, das wird immer mehr der Fall sein. Auch wir wollen das Geschehen der Zustände kennen lernen, nicht bloss die bestehenden Zustände. Die Pathologen waren immer bemüht, den historischen Zusammenhang der Erkrankungen auch äusserlich bemerkbar zu machen. Daraus resultirt eine Gewohnheit, die vielleicht schädlich war, ich meine die, dass wir die Bezeichnungen für pathologisch-anatomische Vorgänge aus der klinischen Sprache herübergenommen haben. Wir sprechen von Pleuritis, Endocarditis u. dergl. auch an todtem Material. Ich selbst befinde mich oft in Verlegenheit, wo ich die Grenze zwischen einer wirklich treffenden Bezeichnung und einer bloss symbolischen zu setzen habe. Wenn ich z. B. ein Präparaten-Glas finde und darauf lese: Orchitis, so weiss ich sehr wohl, was das sein soll. Aber man muss auch wissen, dass in der Pathologie ein solcher Name ebensowenig ausreicht, als wenn etwa Jemand ein angekohltes Schwefelholz fände und das „Feuer" nennen wollte. Diese Bezeichnungsweise hat den grossen Nachtheil, dass unklare Voraussetzungen in die weitere Betrachtung hineinklingen, und das um so mehr, wenn man immerfort symbolische Bezeichnungen gebraucht. — Ich wollte an diesem Beispiele nur erläutern, dass wir künftig nicht bloss anatomische Zustände erörtern wollen, sondern auch Vorgänge des lebenden Körpers; dazu wird ein förmlicher Umbau der Nomenclatur gehören.

Ich will mich darauf beschränken, hier einige der hauptsächlichsten Gedanken, welche die Gesellschaft verfolgen muss, berührt zu haben. Es kann das besser ausführlich dargelegt und begründet werden. Aber das ist hier, in diesem Kreise, nicht nothwendig. Ich bin ja auch nicht Ihretwegen so weitläufig geworden, sondern weil meine Worte als eine Art von programmatischer Erklärung in die Welt hinaustreten sollen, damit die Leute wissen, was sie sich bei unserer Gesellschaft zu denken haben. Sollte ich wesentliche Punkte übersehen haben, oder sollten Sie noch andere nachzutragen wünschen, so betheiligen Sie sich, bitte, an der Diskussion. Einmal werden wir nur Gelegenheit haben, dem Publicum eine solche Erklärung vorzulegen.

Hiermit erkläre ich die zweite offizielle Versammlung der Deutschen Pathologischen Gesellschaft für eröffnet.

2. Herr v. Recklinghausen-Strassburg i. E.:

a) Ueber retikuläre Atrophie der Fascien und Sehnenscheiden.

Meine Herren! Ich will versuchen vorstehendes Thema und das Ergebniss von Untersuchungen „Ueber lepröse Perimyositis“, welche ich erst vor wenigen Tagen abgeschlossen habe, gleichzeitig zu behandeln und, wie ich hoffe, unter einen gemeinsamen Gesichtspunkt zu bringen. Die Beobachtungen waren folgende: Bei dem ersten Patienten aus der Praxis des Herrn Dr. Goldschmidt in Strassburg, einem Falle von symmetrischer Gangrän und Sklerodermie, dessen Krankengeschichte und Autopsie in der Revue de médecine 1887, VII, 401 publicirt wurde, sind an den oberen Extremitäten, die an der fünfjährigen Krankheit weit stärker betheiligt waren als die unteren, die Fascien über den Muskeln des Ober- und Unterarms, statt eine Membran darzustellen, durchlöchert und an vielen Stellen auf Balken reducirt, die ein oft zierliches und selbst weitmaschiges Netzwerk bildeten. Den gleichen Zustand boten das Ligamentum intermusculare und das lockere interfascikuläre Bindegewebe der Muskeln, so wie die Scheide einzelner Sehnen über dem Carpalgelenk dar; ja die meisten Sehnen der Flexoren der Hand sind an ihrer Oberfläche stellenweise sogar aufgefasert oder mit maschigen und zottigen Aufsätzen versehen, die den Eindruck machen, als ob sie aus dem Innern herausgewachsen wären. Die Sehne des Supinator longus hat über dem Handgelenk fast in ihrer ganzen Dicke eine Auffaserung erfahren, und dem Flexor carpi radialis kommt nur eine ganz kurze längsgetheilte Sehne zu, welche in den Flexor digitorum sublimis übergeht.

Mikroskopisch erscheinen an den veränderten Stellen die bindegewebigen Hüllen erst recht in ein Netzwerk aufgelöst und die Netzbalken stark knorrig und höckerig. Weiterhin werden diese Balken durchbrochen und ihre Stümpfe abgerundet, so dass alsdann täuschend der gleiche zottige Filz zum Vorschein kommt wie in einer Placenta. Die Aehnlichkeit mit den Chorinzotten wird noch dadurch erhöht, dass viele Bälkchen und Zotten fast kontinuirlich mit einer stark färbbaren Schicht überzogen sind, die zunächst den Eindruck einer Epithelschicht macht, aber nur aus hyaliner Substanz besteht. Gleichen nun diese hyalinen Schichten auch dem Placentarzottenepithel in der Lage, so enthalten sie doch niemals Kerne wie die Syncytien, lassen sich trotz aller Mühe auch nicht in Zellen auflösen und grenzen sich von dem axialen Grundstock der Zotte nur dann deutlich ab, wenn dieser noch deutlich längs verlaufende Bindegewebsfibrillen enthält. Selbst dieses Bindegewebe erscheint glasig gequollen, in hyaliner Degeneration begriffen, gänzlich kern- und gefässlos.

Gewiss ist der Vorgang dieser Rarefaction und hyalinen Degeneration hier derselbe wie bei den bekannten Atrophien und Zerfaserungen bindegewebiger Theile in den Sehnenganglien, den Bursae mucosae und den Veränderungen der Gelenkzotten bei einfacher chronischer Arthritis. In seinen Beiträgen zur Chirurgie hat R. Volkmann auch schon einen Theil dieser sonderbaren Formen des Hyalins, wie sie bei chronischer Sehnenscheidenentzündung zu Stande kommen, geschildert und abgebildet. Um so mehr ist darauf hinzuweisen, dass sowohl nach der Lebensgeschichte, wie auch anatomisch, jeder Anhaltspunkt für die Annahme einer traumatischen Einwirkung oder eines acut erregten Entzündungszustandes fehlte[1]). Ein Reiben wie beim Biegen neuen Leders hatte der Arzt wahrgenommen, wenn er auf den Vorderarm (und die Oberschenkel) die Hand auflegte und Bewegungen ausführen liess. Mit intermittirendem Jucken und mit Anschwellung der rechten Hand hatte die Krankheit angefangen und sich unter allerhand vasomotorischen Erscheinungen, lokale Asphyxie, zur richtigen Sklerodermie und zu neuritischen Verschwärungen entwickelt, ohne dass eine Ursache dieser Raynaud'schen Krankheit nachzuweisen war. Die anatomische Untersuchung des Halssympathicus und der Armnerven liess keinerlei Abnormität darin erkennen (Hirn und Rückenmark standen nicht zur Verfügung). Einzig und allein an den subkutanen Venen und den kleineren Arterien, nicht dagegen an den grossen Blutgefässen fanden sich Intimaverdickungen, welche als Ausdruck abnormer Gefässinnervationen gelten durften, aber wohl nicht als Ursache, eher als Folge derselben bei ihrer häufigen Wiederkehr.

---

[1]) Die 47jährige Frau hatte immer nur gewöhnliche Handarbeit verrichtet.

Auch bei der mikroskopischen Untersuchung traten die degenerativen Erscheinungen, der Zellenschwund und die Producte der hyalinen Bindegewebsmetamorphose, weit in den Vordergrund. Als Zeugen aktiver Wucherung sind höchstens zerstreute miliare, rundliche und ovale Lymphome (ohne Riesenzellen, auch ohne jede hyaline Degeneration) zu nennen, welche in den gefässhaltigen, noch dicht und fest gebliebenen Abschnitten der Bindegewebsmembranen, wesentlich perivasculär aufgetreten und hauptsächlich in den oberflächlichen Schichten der Sehnenhüllen zu finden waren. Immerhin ergaben diese Wucherungsherde, wie jene endoarteriitischen und endophlebitischen Gefässerkrankungen die Berechtigung, nicht nur das Ganze als die anatomische Manifestation der Raynaud'schen Krankheit zu bezeichnen, sondern auch für die Hautdecken die Analogie mit den leproiden Erkrankungen aufzustellen.

b) Hiermit erreiche ich die Brücke zu der zweiten anatomischen Beobachtung, zur Schilderung der eigenthümlichen Veränderungen in den peripheren Schichten der Extensorenmuskeln und ihrer Fascien in einem Falle richtiger Lepra tuberosa, die in Tonking erworben und in der Strassburger dermatologischen Klinik des Herrn Prof. Wolff fast zwei Jahre verfolgt worden war.

Die eingehenden Schilderungen der pathologisch-anatomischen Gewebsveränderungen, die über die Lepra von Virchow bis zum neuesten Autor, Babes[1]), erschienen sind, enthalten über die leprösen Muskelveränderungen kaum etwas mehr als die Bemerkung, dass die Muskelfasern atrophiren und zwar sekundär entweder in Folge der leprösen Neuritis (Neisser) oder durch die Fortleitung der leprösen Rundzelleninfiltration ins Perimysium internum, dass also eine fortgeleitete interstitielle Myositis vorkommt (Wnukow, Virchow's Arch. CXXXI). Als ich bei der Sektion die Haut, die hauptsächlich den Sitz für die Lepraknoten abgegeben hatte, nebst der Subcutis und den Fascien präparirte, konnte ich nicht nur die subkutanen Lymphgefässe mit weissem Eiter gefüllt, auf grosse Strecken bis zu den stark vergrösserten buntfarbigen Lymphdrüsen hin verfolgen, sondern auch eine weisse Längsstreifung an den zur Sehne strebenden Abschnitten des Triceps brachii und des Quadriceps cruris beiderseits aufdecken, um so mehr in die Augen fallend, weil die Muskelsubstanz durch ihre braunrothe Färbung

---

1) Untersuchungen über den Leprabacillus und über die Histologie der Lepra, Berlin 1898.

einen guten Untergrund bildete, und auch die Subcutis durch sehr extensive hämorrhagische Pigmentbildung lebhaft braun oder braunroth gefärbt war. Mein erster Gedanke, dass diese weissen Längsstreifen auf der bekannten Lipomatose beruhten, wurde durch die mikroskopische Untersuchung nicht gestützt. Zwischen den oft atrophischen quergestreiften Muskelfasern erschien nicht das richtige hyperplastische Fettgewebe mit grossen Fettkugeln; vielmehr war es eine krümliche, grobkörnige, stellenweise auch fast homogene Substanz, welche die Spalten des interstitiellen Gewebes füllte und diesem im Ganzen einen auffallenden Glanz verlieh. Durch Fettfärbemittel war die fettige Natur vieler Granula nachzuweisen, aber auch, dass es ein verändertes Fett sei, welches zusammengelaufen war, welches ferner aber, weil es von Vakuolen durchsetzt und undurchsichtig geworden war, bei auffallendem Licht grell weiss erschien. Keineswegs handelte es sich aber um die gewöhnliche fettige Degeneration, um einen Detritus, der auf dem Wege der Körnchenkugeln aus den Bindegewebszellen oder Leucocyten entstanden war, noch weniger um vereinzelt der fettigen Degeneration anheimgefallene Muskelfasern. Andererseits liess sich auch nicht nachweisen, dass die Längsstreifen richtige Lymphgefässe bedeuteten, die etwa mit dem fettigen Material injicirt waren. Leprabacillen waren darin nicht zu färben, obwohl sie in den Rundzelleninfiltrationen des Nachbargewebes, namentlich aber in den Nerven der Extremitäten leicht aufgefunden wurden. Wohl waren innerhalb der Streifen an den Formalinpräparaten ganz zerstreut runde Körner zu demonstrieren, aber erst durch eine weitere Färbung mit Alkannatinktur gelang es zu erkennen, dass die perivaskulären platten Plasmazellen des interstitiellen Bindegewebes ausserordentlich gross, zu richtigen Leprazellen geworden waren (Unna). Entweder bildeten sie vielzeilige bandartige Streifen, so namentlich auf der Innenseite der Muskelfascie, oder der Streifen bestand nur aus einer Reihe von Leprazellen, er erschien einzeilig und den Muskelfasern aufgelagert. Habe ich bis dahin auch einen kontinuirlichen Uebergang dieser deutlichen Zellengruppen in jene grellweissen Streifen, die in Zellen nicht aufzulösen waren, nicht aufgefunden, so spricht doch vieles für ihre Identität. Namentlich legt der Umstand, dass diese Plasmazellen regelmässig grosstropfiges Fett enthielten, die Annahme eines Freiwerdens und Zusammenfliessens der Fetttropfen sehr nahe. Anderenfalls wäre noch an einen Transport des durch die Lepraheerde aus den Zellen des Unterhautfettgewebes frei gewordenen Fettes in das Perimysium internum zu denken, wären auch die starken Pressungen und Dehnungen, welche das Fasciengewebe über den Extensoren erfährt, mit in Anschlag zu bringen.

Die gelbweissen Stellen der hyperplastischen Lymphdrüsen, die Virchow in seiner klassischen Beschreibung der leprösen Bubonen schon als eigenthümlich bezeichnet und von allem Käse scharf getrennt, auch auf eine fettige Degeneration der Zellen bezogen hat, war an den Inguinaldrüsen leicht nachzuweisen und mikroskopisch auf eine ähnliche Anhäufung homogener Fettmassen zurückzuführen. Auch dieses in den Lymphsinus und Lymphfollikeln gelegene Fett dürfte wohl — darin stimme ich N. Iwanowsky, der sie detailirt in Virchow's Archiv 1880 LXXXI 50 beschrieben hat, bei — den Zellen der Lymphdrüse auf der Lymphbahn von den peripherischen zertrümmerten Fettpolstern her zugeführt werden, also eine fettige Infiltration der Zellen bedeuten, nicht als Zeichen einer Degeneration aufzufassen sein. Dass die sonstigen lebhaften Farbentöne, welche den hyperplastischen Lymphdrüsen an der Lepra das Aussehen der Substanz der Nebennieren verleihen, einer ähnlichen Zufuhr von Blut aus den Lepromen der Haut, ihre Entstehung verdanken, kann nach den vorliegenden Befunden (Thoma, Iwanowsky, Klebs) kaum noch einem Zweifel unterliegen. In dieser Beziehung darf ich nicht unterlassen, noch auf eine andere auffällige Erscheinung in meiner Beobachtung hinzuweisen, nämlich auf die stark ausgeprägte Hämochromatose der glatten Muskelfasern, erstens des ganzen Digestionstraktus und zweitens der kleineren Arterien und Lymphgefässe an den Extremitäten; auch bot die Leber eine beginnende pigmentäre Cirrhose, also das bekannte Verhältniss „der Blutpigmentmetastasen“ dar, so wie die Milz eine kolossale Vergrösserung mit Induration, Pigment- und Infarktbildung dar.

Noch ein weiterer Befund verdient hervorgehoben zu werden. Wo die Interstitien des Muskelgewebes mit jener fettigen Masse infiltrirt waren, oder auch wo sie lepröse Rundzellenlager enthielten, da erschienen regelmässig auch äusserst grosse, kernartige, namentlich mit Carmin stark färbbare Körper, viel zu gross für Muskelfaserkerne, theilweise zwischen den Fasern gelegen, wenn auch oft ihnen eng angeschlossen, sie gleichsam wie Spangen umklammernd. Da sie bisweilen längliche Gebilde darstellten und sogar kurze Zweige trugen, so durfte man wohl an Zellkernstränge denken und sie von Gefässwandungen, von veränderten Endothelien der Blut- oder Lymphkapillaren herleiten, um so mehr, da Iwanowsky und Thoma, in neuerer Zeit auch Babes, nicht nur eine besondere Wucherung der Gefässendotehlien beschrieben haben, sondern da an diesen auch der Nachweis von Leprabacillen vielen Untersuchern geglückt ist. Ein Theil jener Körper erwies sich als hyaline Capillarthromben (Saltykow).

Schliesslich erscheint der Umstand von besonderer Bedeutung, dass alle geschilderten Befunde nur an der Peripherie der Muskeln, ja nur an ihrer den Hautbedeckungen zugekehrten Seite erhoben wurden. Eine innigere Beziehung zu den anstossenden Fascien, zu Stellen derselben, welche von leprösen Herden durchsetzt erschienen, war nicht zu verkennen. Grund genug, um der Affection den Namen: lepröse Perimyositis zu geben, wenn nicht der Bezeichnung: periphere Myositis der Vorzug gegeben werden soll. Ausser Frage steht aber auch in diesem Leprafalle die Richtigkeit der Folgerung, dass es das Bindegewebe der Organe mit seinen Zellen ist, dass es in bevorzugter Weise die die Gefässe begleitenden Zellen und ebenso die der Blut- oder Lymphgefässe sind, welche von den Lepraerregern ergriffen und zur Aktion vorgefordert werden. In dieser Beziehung möge die Vergleichung beider hier mitgetheilten Beobachtungen willkommen sein! Mögen sie aber auch dazu dienen, die vor der Zeit der Bakterienforschung schon geleisteten Beobachtungen zu bestätigen und vor geäusserten Beanstandungen (Rickli) sicher zu stellen! Was beide Beobachtungen vereinen lässt, ist der Umstand, dass bei der Raynaud'schen Krankheit, wie auch bei der Lepra geringe vasomotorische Störungen der localen Cirkulation, wenn sie oft wiederkehren, so gewaltige Veränderungen in gewissen bindegewebigen Hüllen erzeugen, Veränderungen, theils aktiver, theils passiver Art, die letzteren zu neurotischen Geschwüren führend, wie sie bei der Sclerodermia an den Fingern, bei der Lepra an den Zehen in ganz analogem Habitus aufgetreten waren.

---

3. Herr Chiari-Prag:

a) Erfahrungen über Infarctbildungen in der Leber des Menschen.

Wegen der eigenartigen Verhältnisse der V. portae und der A. hepatica gelangen rein mechanische Effecte der embolischen oder thrombotischen Verlegung dieser Gefässe in der Leber des Menschen relativ selten zur Beobachtung. Infolge dessen divergieren die Meinungen der Autoren über die rein mechanische Bedeutung einer solchen Verlegung sehr beträchtlich.

Bezüglich der V. portae meinen die einen wie Cohnheim und Litten, dass nach Verschluss des Stammes oder grösserer Aeste derselben in der Leber überhaupt nie pathologische Veränderungen auftreten, andere wie Rokitansky, Budd, Cohn, Frerichs, Botkin, Bamberger, Schüppel und Bermant beschreiben narbige Einziehungen der Leber infolge des Verschlusses grösserer Aeste der V. portae, ohne jedoch einen stringenten Beweis dafür zu erbringen, Rattone und Mondino, Osler und Pels Leuden glauben, dass zum Zustandekommen wirklicher hämorrhagischer oder anämischer Infarcte der gleichzeitige Verschluss von Aesten der V. portae und der A. hepatica nothwendig sei. Strittig ist auch die Frage der Atrophie der ganzen Leber nach längerem Verschlusse des Stammes der V. portae, obwohl dieselbe durch die Beobachtungen von Bertog sehr wahrscheinlich gemacht ist. Sicher erscheint hingegen das Vorkommen herdweiser Nekrose in der Leber nach Verschluss der interlobularen Zweige der V. portae, wie diess Cohnheim und Litten, Orth und die neueren Autoren über die Puerperaleklampsie, so Klebs, Schmorl und Lubarsch dargethan haben, so wie das gelegentliche Auftreten circumscripter Stauungsatrophie nach Verschluss grösserer Aeste der V. portae (Orth, Köhler) — sogenannte atrophische rothe Infarcte (Zahn) —.

Hinsichtlich der A. hepatica liegen nur sehr spärliche Beobachtungen über anämische Infarcte der Leber nach Verschliessung von Aesten der A. hepatica vor, nämlich die Fälle von Obermüller, Orth, Ogle und Kaufmann, und sprachen noch

Cohnheim und Litten den Satz aus, dass es sicher nicht zu befürchten ist, dass beim Menschen durch irgend ein Accidens jemals der Zufluss des arteriellen Blutes zur Leber versiegen könnte.

Meine Erfahrungen über Infarctbildungen in der Leber des Menschen habe ich nun seit einer Reihe von Jahren gesammelt. Dieselben umfassen 17 genauer untersuchte Fälle von „atrophischen rothen Infarcten", 2 Fälle von anämischen Infarcten aus Embolie der interlobularen Aeste der V. portae, mehrere Fälle von anämischen und hämorrhagischen Infarcten in der Leber aus Thrombose der interlobularen Aeste der V. portae bei Puerperaleklampsie, einen Fall von Nekrose der ganzen Leber aus Embolie des Stammes der A. hepatica und einen Fall von anämischem Infarct in der Leber aus embolischer Verlegung zahlreicher kleinerer Zweige der A. hepatica.

Die „atrophischen rothen Infarcte" waren 15 mal durch Embolie in grössere Aeste der V. portae aus Thrombose im Wurzelgebiete der V. portae und 2 mal durch local entstandene Thrombose grösserer Aeste der V. portae bedingt worden. In den Emboliefällen war 7 mal die Thrombose im Wurzelgebiete der V. portae und die Embolie in die Leberäste der V. portae ohne äussere Veranlassung entstanden, und handelte es sich hierbei ein mal um marantische Thrombose in den V. V. hämorrhoidales, ein mal um Thrombose der V. V. meseraicae aus typhöser Ulceration des Darmes, ein mal um Thrombose der V. lienalis infolge von Compression durch ein Aneurysma der A. lienalis, und 4 mal um Thrombose von Venen des Magens und Darmes sowie der V. lienalis bei Carcinom des Magens, des Rectums und des Pankreas. 8 mal war kürzere Zeit vor dem Tode ein operativer Eingriff im Wurzelgebiete der V. portae vorgenommen worden, und war entweder die Embolie bei schon vor der Operation bestehender Thrombose im Wurzelgebiete der V. portae durch die Operation herbeigeführt worden, oder war die Thrombose im Wurzelgebiete der V. portae augenscheinlich Effect der Operation gewesen und hatte sich dann daran die Embolie angeschlossen. In 2 Fällen war bei der Reposition einer incarcerirten Hernie aus den thrombosierten Venen des incarcerirten Darmstückes die Embolie entstanden, in einem Falle war die Embolie bestimmt von einer Ligaturthrombose in Venen des Omentum majus nach Exstirpatio uteri supravaginalis ausgegangen, und in 5 Fällen höchstwahrscheinlich von einer solchen Ligaturthrombose nach Darmresection (3 mal wegen Carcinom, 2 mal wegen Hernia incarcerata) zu Stande gekommen, ohne dass jedoch in diesen letzteren Fällen unbedingt ausgeschlossen werden könnte, dass etwa schon vor der Operation eine Thrombose bestanden hatte und bei der Operation eine Lösung einzelner Thromben und damit die Embolie erzeugt worden war. In den beiden Thrombosefällen war die Thrombose der Aeste der V. portae ein mal durch metastatische carcinomatöse Infiltration der Venenwand bei Primärcarcinom der Ovarien, und ein mal durch Einwuchern eines secundären Lebercarcinoms in die Venenwand bei Primärcarcinom der Gallenblase bedingt worden.

Die „atrophischen rothen Infarcte" stellten keilförmige, dunkle, scharfbegrenzte Herde dar, deren Ober- und Schnittfläche gewöhnlich eine leichte Einsenkung erkennen liessen. In dem Spitzentheile der Herde, welcher stets gegen den Hilus der Leber gewandt war, fanden sich die verstopften grösseren Aeste der V. portae. Die kleinsten interlobularen Zweige der V. portae waren immer frei von Verlegung. Zahl und Grösse der Herde schwankte ungemein. In mehreren Fällen waren zahlreichste Herde zugegen, in anderen fand sich nur ein einziger Herd. Die kleinsten Herde waren erbsengross, die grössten mannsfaustgross, ein mal nach Verlegung des l. Hauptastes der V. portae war fast die Hälfte der Leber in einen solchen Herd umgewandelt. Microskopisch zeigten die Herde nur das Bild einer Stauungsatrophie ohne Nekrose der Leberzellen und ohne entzündliche Veränderungen; 2 mal fand sich in den Herden auch geringe Blutextravasation. Genetisch sind diese Herde nichts anderes als der Ausdruck einer circumscripten Blutstauung bedingt durch die Absperrung des Portalblutes. Zu ihrer Bildung sind aber noch besondere Verhältnisse nothwendig und zwar in erster Linie eine Abschwächung der arteriellen Blutzufuhr zur Leber, in zweiter Linie eine Stauung im Systeme der V. cava inferior. Die Herde können sehr rasch entstehen, und konnte in einem Falle die Dauer des Bestandes eines ausgesprochenen Herdes auf höchstens 24 Stunden bestimmt werden. Dass die Herde zu Schwielenbildung führen, ist nicht wahrscheinlich, da in keinem der 17 Fälle mit den Herden als solchen in causalem Zusammenhange stehende entzündliche Veränderungen angetroffen wurden. Höchstens könnte in den Herden sogenannte Stauungsinduration auftreten. Unter Umständen mögen die Herde wieder verschwinden, wie ja auch eine universelle Stauungsleber sich zurückbilden kann. Aus dem Studium der Herde lässt sich die Behauptung ableiten, dass bei Verstopfung des Stammes der V. portae in Gegenwart der erwähnten besonderen Verhältnisse universelle Stauungsatrophie der Leber entstehen kann.

Von den 2 Fällen von Embolie der interlobularen Aeste der V. portae zeigte der eine, in welchem die Embolie von einer Ligaturthrombose in den Venen des Magens und des Pankreas nach vor 2 Tagen ausgeführter Resection der Pars pylorica des Magens zu Stande gekommen war, zahlreiche, bis walnussgrosse, frische, anämische Infarcte mit Nekrose der Leberzellen und geringer entzündlicher Infiltration an der Peripherie vieler der Herde. In dem anderen Falle, in welchem die Embolie auf Thrombose in Venen des Dickdarmes bei Dysenteria follicularis zurückzuführen war, hatten die bis erbsengrossen, anämischen Infarcte länger bestanden, indem sich um die Nekroseherde bereits eine incapsulierende Schwiele nachweisen liess. Die Eklampsiefälle boten durchwegs den bekannten Befund herdweiser Nekrose und Blutung verbunden mit ausgedehnter Thrombose der interlobularen Aeste der V. portae. Die Genese aller dieser Infarcte ist darauf zurückzuführen, dass wahrscheinlich ganz regelmässig nach der Verlegung der interlobularen Aeste der V. portae die „inneren Pfortaderwurzeln" nicht mehr vicariierend eintreten können und so bei der geringen Bedeutung der Rami lobulares der A. hepatica das Leberparenchym abstirbt. Wichtig ist die Thatsache, dass in diesen Infarcten die Kerne des Binde-Gefässgewebes lange erhalten bleiben.

In dem Falle von Embolie des Stammes der A. hepatica war die A. hepatica propria nach Abgang der A. coronaria ventriculi d. durch einen von einer Endocarditis ad valvulam bicuspidalem abzuleitenden Pfropf vollständig verlegt worden, und hatte das zu einer Nekrose der ganzen Leber geführt. Der andere Fall arterieller Embolie zeigte zahlreichste, bis haselnussgrosse, theils anämische theils hämorrhagische Infarcte mit entzündlicher Infiltration an der Peripherie als Folge einer Embolie kleinerer Zweige der A. hepatica von einer Endocarditis aus. In beiden diesen Fällen waren die Kerne des Binde-Gefässgewebes fast durchwegs auch nekrotisch.

Aus diesen meinen Erfahrungen gelange ich zu folgenden

Schlüssen: 1. Bei Verschliessung grösserer Aeste der V. portae entstehen nur unter besonderen Verhältnissen die „atrophischen rothen Infarcte". 2. Die Verschliessung der kleinsten interlobularen Aeste der V. portae zieht wahrscheinlich stets anämische oder hämorrhagische Infarcte nach sich. 3. Ganz ebensolche und nur durch die gleichzeitige Nekrose des Binde-Gefässgewebes verschiedene Infarcte bilden sich aus der Verlegung von Zweigen der A. hepatica. 4. Auf Verschliessung des Stammes der A. hepatica propria auch nach Abgang der A. coronaria ventriculi kann die Totalnekrose der Leber beim Menschen eintreten. (Die betreffende Publication erscheint in der Zeitschrift für Heilkunde.)

Jores: Ich habe die hämorrhagisch-atrophischen Infarcte der Leber vielfach untersucht und gefunden, dass mit gleichzeitiger Atrophie der Leberzellen eine Wucherung des interlobulären Bindegewebes eintritt. Das Bindegewebe ersetzt die Capillarwand und führt zur Bildung cavernöser Räume. Daraus habe ich die Vermuthung abgeleitet, dass die Cavernome der Leber aus den hämorrhagisch-atrophischen Infarcten hervorgehen möchten. Die genannten Verhältnisse habe ich allerdings hauptsächlich bei Rindslebern deutlich gesehen, beim Menschen waren sie weniger häufig zu beobachten.

Chiari: Meinerseits habe ich niemals Anhaltspunkte dafür zu gewinnen vermocht, dass aus den sogenannten „atrophischen rothen Infarcten" der Leber Tumores cavernosi entstünden.

v. Recklinghausen veranlasst den Herrn Vortragenden zur Aeusserung darüber, ob neben der Verstopfung der Pfortader in den atrophischen Infarcten nicht auch eine Verstopfung der Vena hepatica zu finden war.

Die von Herrn v. Recklinghausen aufgeworfene Frage nach der Durchgängigkeit der Lebervene beantwortet Herr Chiari dahin, dass in den von ihm genauer untersuchten Fällen von sogenannten atrophischen rothen Infarcten der Leber die Vv. hepaticae stets durchgängig waren. Für ihre Entwickelung kommt demnach die Verstopfung der Vv. hepaticae nicht in Betracht.

Orth: Bei weiterer Untersuchung einer grösseren Zahl von Fällen bin ich nicht wieder einem Falle begegnet, bei dem, wie bei einem früher beschriebenen eine zellige Infiltration in der Umgebung vorhanden war, so dass ich also keine Anhaltspunkte für eine schwielige Umwandlung der hyperämischen Herde gewonnen habe. In ätiologischer Beziehung habe ich schon früher dieselbe Anschauung geäussert (durch meinen Schüler Köhler), wie der Herr Vortragende.

Weiterhin möchte ich noch bemerken, dass bei den sogenannten Infarcten im Anschluss an Krebs oft auch Verschluss der Vena hepatica gefunden wird, so dass man in Zweifel sein kann, ob es sich um umschriebene gewöhnliche Stauungshyperämien, oder um eine Folge des Verschlusses von Pfortaderästen handelt. In den anderen Fällen sind die Venae hepaticae frei.

Herr Chiari-Prag:

b) Selbstständige Phlebitis obliterans der Hauptstämme der Venae hepaticae als Todesursache.

Die Literatur über Phlebitis obliterans der Hauptstämme der Vv. hepaticae ist bisher sehr klein. Es liegen nämlich nur vor die Mittheilungen von Budd, Cohn, Frerichs, Rosenblatt, Schüppel und Hainski. Pathogenetisch wurde die Phlebitis obliterans in den 2 Fällen von Frerichs und in dem Falle von Hainski auf eine Peritonitis chronica, in dem Falle von Rosenblatt auf eine fötale Cirrhosis hepatis bezogen. In dem Falle Budd's waren auch peritonitische Verwachsungen zugegen. In dem Falle von Cohn ist über die Pathogenese nichts gesagt. In dem Falle von Schüppel wurde die Entstehung der Phlebitis obliterans aus einer Thrombose angenommen. So entwickelte sich die Vorstellung, dass die Phlebitis obliterans der Hauptstämme der Vv. hepaticae regelmässig ein fortgeleiteter Process sei, entstanden durch das Uebergreifen einer Entzündung von der Umgebung her, und höchstens noch mit Rücksicht auf die Beobachtung Schüppel's auch die Entstehung dieser Phlebitis aus Thrombose zugegeben.

Meinerseits bin ich nun allerdings zu der Ueberzeugung gelangt, dass es auch eine ganz selbstständige Phlebitis obliterans in den Hauptstämmen der Vv. hepaticae giebt, die eine primäre Erkrankung derselben darstellt.

Der 1. Fall wurde im Jahre 1885 bei einer 28jähr. Frau gefunden, welche seit 12 Tagen über Schmerzen in der Leber- und Magengegend geklagt hatte, und bei der sich 14 Stunden vor dem Tode heftiges Erbrechen eingestellt hatte. Bei der Section, die von Hofrath v. Maschka gerichtlich vorgenommen wurde, fanden sich starker Hydrops ascites, Milztumor, hämorrhagische Erosionen im Magen und Duodenum und acutes Lungenoedem. In der beträchtlich vergrösserten Leber bestand Stauungshyperämie und Extravasation von Blut. Ihr Peritonealüberzug war ganz zart. Die Vv. hepaticae erschienen durchwegs frisch thrombosirt. Ihre proximalen Endstücke waren durch starke Proliferation der Intima und auch der Adventitia hochgradig verengt. In diesem Falle, über den bereits v. Maschka in forensischer Hinsicht im Jahre 1885 berichtete, hatte augenscheinlich die im Anschlusse an die Verengerung der Hauptstämme der Vv. hepaticae in der letzten Zeit des Lebens entstandene Thrombose in den Vv. hepaticae zum Exitus letalis geführt. Die Phlebitis obliterans war ein ganz selbstständiger Process gewesen, der auch nicht mit einer vorausgegangenen Thrombose in Zusammenhang stand und hatte sich wahrscheinlich auf syphilitischer Basis entwickelt, wofür der histologische Bau der Gewebswucherung in der Venenwand und eine Narbe am äusseren Genitale sprach.

Der 2. Fall betraf eine 59jährige Frau, deren Leiche im Jahre 1893 secirt wurde. Einen Monat vor dem Tode war Anschwellung des Unterleibes und circa 2 Wochen später Anschwellung des linken Beines eingetreten. Bei der Section zeigten sich Hydrops ascites, Milztumor, hämorrhagische Infiltration der Wand des Dickdarmes, acutes Lungenoedem, ein chronisches sacciformes Aneurysma in der hinteren Wand des linken Herzventrikels mit Obliteration des horizontalen Astes der A. coronaria cordis sin., M. Brightii chronicus und Thrombose der V. femoralis sin. Die etwas grössere Leber, deren Kapsel ganz zart war, bot das Bild exquisiter Stauungshyperämie. Der Stamm der V. portae, wie auch die meisten ihrer Aeste, ferner die Vv. hepaticae waren frischer thrombosirt. Die proximalen Endstücke der Hauptstämme der Vv. hepaticae waren vollkommen obliterirt durch eine lediglich die Intima betreffende Wucherung, welche primär aufgetreten war und sich sicher nicht an eine vorausgegangene Thrombose angeschlossen hatte. Solange diese Obliteration allein bestanden hatte, war der Abschluss des Lebervenenblutes in die Hohlvenen durch collaterale Bahnen im Ligamentum teres, im Ligamentum hepato-gastricum und in den Befestigungsbändern der Leber denn doch noch vor sich gegangen. Als aber dann die Thrombose in den gesammten Lebervenen und in dem Systeme der V. portae sich hinzugesellte, kam es zur tödtlichen Circulationsstörung. Die Phlebitis obliterans der Hauptstämme der Vv. hepaticae war hier wohl zweifellos syphilitischen Ursprunges gewesen, da die gleichzeitige Obliteration der A. coronaria cordis sin. kaum eine andere Deutung zuliess.

In dem 3. Falle handelte es sich um einen 29jährigen Mann, dessen Leiche im Jahre 1895 secirt wurde. Zwei Monate vor dem Tode waren Schmerzen in der Lebergegend und Anschwellung des Unterleibes eingetreten.

Die Section ergab Hydrops ascites, Milztumor, Hyperämie der Magen-Darmschleimhaut, acutes Lungenoedem und hämorrhagische Infarcte in der linken Lunge. Die Leber, deren Kapsel ganz leichte Verdickungen zeigte, war etwas vergrössert und herdweise cyanotisch atrophisch, sowie von Blutextravasation durchsetzt. In diesen Herden waren die Vv. hepaticae einerseits durch Wandverdickung verengt und dabei thrombosirt, andererseits aber auch obliterirt. Die proximalen Endstücke der Vv. hepaticae waren theils vollständig obliterirt, theils durch Intimaverdickung stenosirt und frisch thrombosirt. Für eine Entstehung der Obliteration aus einer etwa voraus gegangenen Thrombose konnten auch hier keine Anhaltspunkte gefunden werden. Auch in diesem Falle hatte sich die Circulationsstörung gewiss allmählich entwickelt und war schliesslich durch hinzugetretene secundäre Thrombose zur Todesursache geworden. Bezüglich der Aetiologie der Phlebitis obliterans war hier die Angabe des Patienten wichtig, dass er eine Genitalinfection überstanden hatte, die er allerdings als gonorrhoisch und nicht als syphilitisch bezeichnete.

Auf Grund dieser 3 Fälle kann ich nicht umhin anzunehmen, dass in den Hauptstämmen der Vv. hepaticae eine ganz selbstständige Phlebitis obliterans vorkommt, die zum Exitus letalis führen kann und wahrscheinlich auf syphilistischer Basis entsteht. Sie dürfte in dieselbe Kategorie von Gefässerkrankungen gehören, wie die Heubner'sche Endarteriitis der Hirnarterien.

Herr Marchand: Vor einiger Zeit untersuchte ich die Organe eines fünfjährigen Kindes, welches sehr stark anämisch gewesen war und neben hochgradigem Ascites sehr starke Milzschwellung hatte. Der Tod war nach mehrfach wiederholten Magenblutungen erfolgt. Als Quelle der Blutungen fanden sich Varicen im unteren Theil des Oesophagus, ein bei einem so jungen Individuum gewiss seltener Befund.

Der nächstliegende Gedanke war, dass es sich um Cirrhose der Leber handelte; dies bestätigte sich aber nicht. Vielmehr war die Leber glatt, von gewöhnlicher Grösse, ihre Consistenz kaum vermehrt; das Parenchym blass, aber ohne erhebliche Veränderungen, namentlich auch frei von Stauung, sodass eine stärkere Affection der Venae hepaticae jedenfalls ausgeschlossen war. Dagegen schienen schon makroskopisch die Pfortaderäste in der Leber an vielen Durchschnitten der capsula Glissoni, (welche kaum vermehrt war) auffallend spärlich, und auch mikroskopisch fehlten an solchen Stellen grössere Pfortaderdurchschnitte, sodass ich den Eindruck erhielt, als ob ein grösserer Theil der Aeste einfach aufhörte. Ein deutliches Bild des Processes, welcher zu dieser Obliteration geführt hatte, konnte ich allerdings nicht erhalten. — Auch anamnestisch war nicht festzustellen, ob Syphilis vorlag. Bemerkenswerth ist, dass die Arteria hepatica auffallend weit war, sodass sie allem Anschein nach zum Theil vicariirend für die Pfortader fungirt hatte.

Herr Chiari: Ungeachtet der Zweifel des Herrn Vorredners vermag ich mich der Auffassung nicht zu entschlagen, dass diese längs der Pfortaderäste verlaufende Affection auf syphilitischer Basis beruht habe. Gerade bei zweifelloser Syphilis werden derartige Obliterationen ab und zu beobachtet.

---

4. Herr Ponfick-Breslau.

Zur Lehre vom Myxoedem.

Seitdem die das Myxoedem charakterisirenden Symptome als innerlich verbunden herausgehoben und zu einem selbstständigen Krankheitsbilde vereinigt worden sind, hat es wahrlich dies- wie jenseits des Kanales an der Veröffentlichung einschlägiger Beobachtungen nicht gefehlt. Vor Allem gefesselt ward das Interesse der gesammten medicinischen Welt durch den Erfolg der therapeutischen Bemühungen, welche alsbald dagegen unternommen worden sind. Handelte es sich hierbei doch keineswegs bloss um die nächstliegende Frage nach dem Maasse der Heilbarkeit eines ebensowohl entstellenden, als schliesslich das Leben gefährenden Leidens; sondern nicht minder um eine Fülle der interessantesten Probleme der Physiologie: um die weit tragende Frage der Beeinflussung trophischer und formativer Vorgänge im Körper seitens der „Secrete“ noch so entlegener Drüsen.

In diesem Sinne ward die Schilddrüsen-Behandlung des Myxoedems mit Recht Gegenstand der allgemeinsten Aufmerksamkeit: den Einen als Muster, den Anderen — kritischer Abwägenden — als Prüfstein dafür, in welchem Maasse gewisse allgemeine Ernährungsstörungen dadurch beeinflussbar seien, dass bestimmte im Organismus selber erzeugte Stoffwechsel-Producte dem Kreislauf künstlich einverleibt werden.

Dass eine solche Wechselwirkung in der That bestehe und sich unter Umständen so bedeutsam geltend mache, um das Leiden, sei es zu bessern, sei es für eine, wenigstens geraume Zeit zu heilen: dieser Ueberzeugung wird sich wohl niemand entziehen können, welcher die riesig angewachsene Casuistik mit unbefangen prüfendem Auge verfolgt hat. Somit kann ebensowenig für den Pathologen, wie für den Therapeuten länger ein Zweifel daran obwalten, dass eine enge Beziehung zwischen den normalen Functionen der Thyreoïdea und bestimmten Erscheinungen des Wachsthums und der Ernährung zu den regelmässigen Functionen unseres Organismus gehört.

Allein so überzeugend die experimentell-physiologischen Indicien sein mögen, welche uns zu solcher Anschauung führen, so wird gewiss doch Niemand die bestärkende Rolle unterschätzen wollen, welche uns die noch durchschlagendere Beweiskraft anatomischer Thatsachen an die Hand zu geben im Stande ist.

Von derartigen Erwägungen geleitet, halte ich es für nicht überflüssig, über eine Beobachtung zu berichten, welche uns Vorgeschichte, Krankheit und Sections-Befund einer an typischem Myxoedem leidenden Frau in aller Vollständigkeit vor Augen führt[1]).

Ueberblickt man diejenigen Fälle, bei welchen eine Obduction überhaupt vorgenommen werden konnte, und bei welchen — was bekanntlich keineswegs immer geschehen — auch der Schilddrüse die gebührende Beachtung geschenkt worden ist, so kann man sich der Erkenntniss nicht verschliessen, dass wir nur über eine verhältnissmässig kleine Menge von Beweis-Material verfügen. Demgemäss kann es nicht Wunder nehmen, wenn sich so Mancher jetzt noch ausser Stande fühlt, die in jenen Einzelfällen festgestellte Verkleinerung, ja beinahe Vernichtung der Thyreoïdea als einen vom Myxoedem unzertrennlichen Befund hinzunehmen. Noch weniger sind wir aber heute über Wesen und Ursprung desjenigen Vorganges unterrichtet, der in so räthselhafter Weise zu fast gänzlichem Schwunde eines Organes führt, welches wir bis dahin im Gegentheil immer nur zu Vergrösserungen, zu hyperplastischen Wucherungen umfangreichster Art disponirt gesehen hatten.

---

[1]) Für die gütige Ueberlassung der durch eingehende Berücksichtigung aller in Betracht kommenden Verhältnisse ungemein lehrreichen Krankengeschichte bin ich dem Director der hiesigen Medicin. Klinik, Herrn Geh. Rath Kast, zu besonderem Danke verbunden.

Der viel citirte Bericht der englischen Myxoedem-Kommission[1]) umfasst zwar 31 tödlich geendigte Fälle. Allein nur in 20 von diesen konnte eine eingehendere mikroskopische Untersuchung vorgenommen werden und ein vollständiger Sektionsbericht liegt sogar nur für 15 Fälle vor.

Beschränken wir uns auf diese 15 Fälle, in denen des Verhaltens der Schilddrüse ausdrücklich Erwähnung gethan wird, so wurde sie in sämmtlichen verkleinert angetroffen, in 6 aber deutlich atrophisch. Bei den Patienten der ersteren Gruppe waren die Veränderungen in einem Lappen- oder Lappenbezirk stärker ausgeprägt als in dem anderen. Innerhalb der erkrankten Bezirke war das Gewebe von harter faserähnlicher Beschaffenheit, gelblichweisser Färbung und die Schnittfläche liess die gewohnte körnige Beschaffenheit vermissen. Mikroskopisch ergab sich als Grund dieser Abweichungen eine Vermehrung und Verdichtung des fasrigen Gerüstes unter Zugrundegehen der Follikel-Bestandtheile. Daneben legen die englischen Autoren grosses Gewicht auf eine Neubildung lymphatischen Gewebes.

In dem von Buchanan[2]) beobachteten Falle waren beide Drüsenlappen auf die Hälfte verkleinert und in ein dichtfasriges, kernarmes Gewebe umgewandelt, in welches bald Herde von Rundzellen, bald Reste von Drüsensubstanz eingestreut waren. Ganz ähnlich lauten die Darstellungen der anderen Autoren. Prudden sah inmitten dieses verödeten Gewebes überdies eine kleine Cyste, deren Ursprung er auf Erweiterung einiger benachbarter Alveolen zurückführt.

Im Wesentlichen stehen damit auch die Angaben im Einklang, welche späterhin Hanau und neuerdings de Coulon[3]) über das Verhalten der geschrumpften Thyreoïdea mancher cretinistischer Individuen gemacht haben: hier fanden sie die verkleinerten Alveolen mit Zelltrümmern und colloïder Substanz angefüllt. Daneben sollen da und dort kleine Herde jungen Schilddrüsengewebes eingelagert gewesen sein: eine Deutung, welche wir uns im Hinblick auf die Torpidität des ganzen Vorganges kaum ohne Weiteres aneignen dürften.

---

[1]) Report of a Committee of the clinical society of London, to investigate the subject of Myxoedema. Clinical society's transactions 1888.

[2]) Case of Myxoedema with microsopic examination of the thyroid gland. Glasgow Medical journ. Nov. 1892.

[3]) Virchow's Archiv, Bd. 147, S. 53.

Die wenigen Sections-Ergebnisse in Bezug auf Myxoedem, welche seitdem in Deutschland bekannt geworden sind, stimmen mit den soeben geschilderten zwar insofern überein, als sie ebenfalls auf einen äusserst langsam verlaufenden Process innerhalb der Schilddrüse hinweisen. Während entzündliche Erscheinungen dabei nur in schwachem Maasse zur Geltung gelangen, überwiegen Atrophie und Verdichtung. Selbst dann, wenn die Thyreoïdea ausnahmsweise an Umfang zugenommen hatte, war die Follikelsubstanz nichts destoweniger in weiter Ausdehnung zu Grunde gegangen und der vermehrte Umfang des Organs lediglich durch Zunahme werthlosen Zwischengewebes hervorgerufen.

Trotz alledem sind die Zweifel nicht nur an der Bedeutung, sondern sogar an der Beständigkeit solcher Befunde noch immer keineswegs gehoben, und es ist das wohl verständlich, wenn man die Mangelhaftigkeit unserer physiologischen Kenntnisse über die Rolle der Schilddrüse im allgemeinen Haushalte in Betracht zieht. Meines Erachtens muss daher jeder weitere Beitrag willkommen sein, welcher im Verfolge des eingeschlagenen Forschungsweges dazu dienen kann, in der zwischen den Experimentatoren ungelösten Streitfrage[1]) gemäss dem Berufe der pathologischen Anatomie das Gewicht empirischer Thatsachen wirken zu lassen.

Anamnese.

Leider weiss die jetzt 40jährige Frau weder über den Beginn ihrer Krankheit, noch über deren Entstehungsweise irgend Bestimmteres zu berichten. Soviel scheint indess nach den Mittheilungen des sie auf dem Lande behandelnden Arztes sicher zu sein, dass die ersten Anzeichen der jetzt so auffälligen Entstellung mindestens schon vor etwa 8 Monaten hervorgetreten sind. Die Veränderung der Hautbeschaffenheit dagegen, hauptsächlich aber das Ausfallen der Kopfhaare, hat sich bereits früher kundgegeben: obwohl sie sonst wenig auf sich zu achten gewohnt zu sein scheint, sind diese Erscheinungen seit mehr als einem Jahre von ihr wahrgenommen worden.

Status praesens.

Wuchs: Ziemlich kleine, untersetzte Frau mit schlechter Körperhaltung: sie geht, steht, sitzt stark nach vorn in sich zu-

[1]) Hermann Munk: Zur Lehre von der Schilddrüse. Virchows Arch. Bd. 150. S. 271.

sammengekrümmt. Thorax sehr tief, von ausgesprochen emphysematösem Habitus; Intercostalräume breit. Von der Rückenseite her fällt eine starke Krümmung des Dorsaltheils der Wirbelsäule auf; während im Lendentheile Lordose besteht. Ausserdem ist im mittleren Brusttheil eine leichte Scoliose mit der Convexität nach links unverkennbar; jedoch übersteigt die Abweichung der processus spinosi von der Mittellinie nicht 3 cm. Der Knochenbau ist im übrigen derb.

Der Gesammteindruck der Patientin ist ein für Myxoedoem typischer. Die Gedunsenheit des Gesichtes äussert sich vor Allem in einer Verbreiterung der Nase, besonders der Nasenwurzel und des Nasenrückens, sowie in einer Verdickung der Lippen, von denen die breite und wulstige Unterlippe in unverhältnismässigem Grade hervortritt. Weiterhin ist die Mundspalte sehr lang, die Backenknochen treten abnorm stark hervor. In dem durchweg starren Gesichte fehlt jede Mimik; dagegen ist ihm dauernd ein hypochondrisch-schmerzlicher Zug eigen. Die oedemartige Auftreibung giebt sich an den unteren Augenlidern und nach abwärts von diesen ungemein lebhaft kund. Indess sind auch die oberen erheblich mitbetheiligt. Hier bleiben nach längerem Fingerdruck kurze Zeit bestehende Dellen zurück, eine Erscheinung, welche es sonst nirgends hervorzubringen gelingt. Die Nasolabialfalte ist nur ganz schwach angedeutet. Die äusserst blassen wachsbleich aussehenden Ohrmuscheln, welche etwas weiter vom Kopfe abstehen als normal, sind deutlich verdickt und starrer als gewöhnlich.

Der Haarbestand ist seit etwa einem Jahr ein äusserst geringfügiger geworden: das dunkelblonde, ziemlich feine Haar, deckt nur nur noch in ganz dünnen Strähnen die hinteren Partien des Scheitels. Daneben besteht Seborrhoea capitis. Die Behaarung der Achselhöhle und des Mons Veneris bleibt nicht hinter der Norm zurück. Hingegen ist die Lanugo-Entwicklung ganz auffallend gering.

Die Haut ist im allgemeinen äusserst trocken und spröde, glänzt deutlich und zeigt an vielen Stellen leichte kleienförmige Abschuppung, nirgends wird eine Absonderung von Schweiss beobachtet. Die Haut ist ferner überall leicht faltbar und bleibt am ausgeprägtesten an den Oberarmen und Oberschenkeln sowie den proximalen Bezirken des Unterarms und Unterschenkels, sobald man sie in Falten legt, längere Zeit gefaltet stehen; diese

Falten sind fein, nicht massig. An den Extremitäten mangelt der Panniculus adiposus fast durchaus. Die Farbe der Haut ist schmutzig graugelb, nur Oberarm und Oberschenkel machen hiervon eine Ausnahme und zeichnen sich durch einen reinen, leicht gelblich-weiss gefärbten Ton aus. Das Gesicht hat ebenfalls eine leicht gelbliche Färbung, obwohl keine Spur von Gelbsucht vorhanden ist. Blos die Wangen, welche mehrere kleinste Gefäss-Ectasieen aufweisen, sind meist etwas bläulich-roth angehaucht. Nirgends am Körper lassen sich Spuren von Akne oder Furunkeln noch von Pityriasis entdecken. Eine ganz eigenartige Sonderstellung nimmt die Bedeckung der Hände und Füsse ein, einschliesslich des untersten Drittels der Vorderarme und Unterschenkel: Hände wie Füsse sind nämlich, wie das die schon draussen angefertigten Photographieen denn auch treffend veranschaulichen, tatzenförmig gestaltet, die Finger klobig; sämmtliche Bestandtheile entschieden massiger, als es dem Gesammtwuchs der Patientin entspricht. Das Knochengerüst scheint hieran jedoch am wenigsten betheiligt zu sein; vielmehr sind es auch hier wesentlich die Haut und das Unterhautzellgewebe, auf deren Verdickung jene Zunahme des Umfanges beruht. Bemerkenswerth ist die Thatsache, dass in diesem Gebiete die Haut fast durchgehends livide-bläulich verfärbt ist, in doppelt hohem Grade, wenn die Patientin irgendwie der Kälte ausgesetzt wird. Dabei ist die Haut rissig und zwar so, dass die Furchen und Spalten durchweg den normalen Hautfalten entsprechen. In und neben den tieferen dieser Risse zeigen sich mehrfach die Folgewirkungen leichter Infectionen. An der Volarseite, hauptsächlich der Hände erreicht die Verdickung der Haut solche Grade, dass sie eine clavusartige Beschaffenheit gewinnt. Allein auch am Rücken der Hände, besonders der Finger ist sie so beträchtlich, dass die Epidermis vielfach in lamellöser Abhebung begriffen ist.

Unter der Haut des Rückens und der Seitentheile des linken Daumens, woselbst die Epidermis im Bereich zweier etwa 2 cm im Durchmesser haltender Stellen abgehoben ist, besteht eine geringe Ansammlung von Eiter. Jedoch lässt sich weder ein Uebergreifen auf die Lymphgefässe noch Lymphdrüsen feststellen. An den Füssen sind es besonders die Fersen, an welchen sich tiefe bis ins Corium reichende Einrisse kundgeben, die der Patientin ziemliche Schmerzen verursachen. Alle diese Rhagaden heilen jedoch unter einem Verbande mit essigsaurer Thonerde in 1—2 Tagen ab, allerdings um an anderen Stellen alsbald neue ähnlicher Art sichtbar werden zu lassen.

Die dem Auge zugänglichen Schleimhäute verrathen keinen besonders hohen Grad von Blutarmuth.

Die Sensibilität ist überall für sämmtliche Empfindungs-Qualitäten unversehrt. Nur betreffs der Hände und Füsse lauten die Angaben der Patientin ungenauer, wie denn ihr Intelligenzgrad dazu zwingt, derartige Untersuchungen mehrfach zu wiederholen, um eines zuverlässigen Ergebnisses sicher zu sein.

Die Motilität der im allgemeinen dürftigen Muskulatur ist ebenfalls unversehrt. Jedoch werden alle Arm-, besonders aber die Hand- und Fingerbewegungen ungeschickt ausgeführt. Die electrische Erregbarkeit ist nicht verändert.

Reflexe: Die Sehnenreflexe, insbesondere der Patellarreflex sind zwar vorhanden, indessen nur schwach; beim Kitzeln der Fusssohle lässt sich eine Reaction nur andeutungsweise erkennen.

Das Sensorium der Patientin ist völlig frei, hingegen ist die physische Thätigkeit der Patientin zweifellos wesentlich herabgesetzt. Auf solche Fragen, welche die Gegenwart oder jüngste Vergangenheit zum Gegenstande haben, antwortet sie ziemlich rasch; über ältere Geschehnisse dagegen lässt sich niemals etwas von ihr erfahren. So gelingt es z. B. trotz vielfacher Versuche nie, von ihr herauszubringen, wann die von ihr vorliegende, ältere Photographie ungefähr angefertigt worden sei. Bezeichnend ist auch, dass sie bei ihren Erwiderungen stets an das nämliche Factum eines Dienstverhältnisses in Berlin anknüpft, dessen Zeitpunkt sie übrigens ebenfalls nicht mehr zu bestimmen vermag, und dass sie sich — freilich stets erfolglos — bemüht, von jenem Zeitpunkte ab zu rechnen.

Das Schreiben vollzieht sich sehr ungeschickt und schwerfällig. Was Rechnen betrifft, so weiss sie Addieren, Subtrahiren und Multipliciren ziemlich schnell auszuführen.

Trotz all ihrer Unbeholfenheit besteht eine Art motorischen Dranges: Patientin muss immer beschäftigt sein, sei es mit Stricken, Aufwaschen u. s. w., sei es, was ihr am liebsten ist, mit grober Arbeit. Dabei ist sie mit ihren Leistungen dauernd unzufrieden und klagt darüber, dass sie im Vergleich hierzu viel zu gut zu essen bekomme: „Das verdiene ich nicht.“

Der Schlaf ist meist sehr gut, obwohl sie Abends und Nachts von halluncinatorischen Vorstellungen heimgesucht wird. Sie versichert, Musik zu hören, alles Mögliche erlebt zu haben; eben das, was sie im Leben gesehen, ziehe nun in lauter neuen Bildern an ihr vorüber. Dazwischen kehrt immer von Neuem der Ausdruck wieder: „Ich weiss Alles, Herr Doctor, und höre Alles, was Sie zu mir sprechen."

Ihr Wesen trägt den Character völliger Harmlosigkeit an sich; jedoch kann sie, zumal in der ersten Zeit, ihre Scheu vor den übrigen Patientinnen nicht überwinden, indem sie fürchtet wegen ihres abstossenden Aeusseren verlacht zu werden.

Im Bereich der Gehirnnerven ist ausser der oben berichteten Steifheit nichts Pathologisches wahrzunehmen. Der Facialis functionirt in allen seinen Aesten normal.

Augen: Bewegungen frei; Pupillen mittelweit, gleich, reagiren sowohl accomodatorisch, wie reflectorisch rasch. Bindehäute leicht geröthet infolge eines geringen chronischen Catarrhs. Die Sclerae rein weiss. Augenhintergrund ziemlich blass; Papille normal. — Trotz ziemlicher Weitsichtigkeit sieht Patientin gut. Die leicht vorragenden Bulbi haben einen etwas blöden Ausdruck.

Zunge: zeigt normale Beschaffenheit und wird gerade herausgestreckt.

Kehlkopf: Schleimhaut blass, deutlich anämisch. Die wahren Stimmbänder sind zart und functioniren normal. Die Stimme ist zwar monoton, giebt jedoch ohne Schwierigkeit an. Die Sprache geht langsam und ohne Zögern vor sich, bietet indess ausser etwas näselndem Klang keine Abnormität.

Hals: Im Einklange mit der unverhältnismässig starken Abmagerung des Halses treten die Kopfnicker auf beiden Seiten strangförmig hervor. Auch Kehlkopf und Luftröhre sind aussergewöhnlich deutlich sichtbar. Bei dem Versuch die Schilddrüse abzutasten, lässt sich nicht das Geringste von ihr entdecken; vielmehr stösst der palpirende Finger überall direct auf die Trachealringe.

Thoraxbau: siehe oben. Mammae stark atrophisch.

Lungen: Sie zeigen einen ziemlich hohen Grad von Emphysem und eine dadurch bedingte Hinausrückung ihrer Grenzen bei Verminderung ihrer Verschieblichkeit; nur ganz selten werden daneben gröbere bronchitische Geräusche wahrgenommen. Es besteht weder Husten, noch Auswurf.

Herz bietet abgesehen von der starken Ueberlagerung durch die Lungen durchaus normale Verhältnisse dar.

Puls von normaler Frequenz, klein, wenig voll, ziemlich weich. Nirgends ausgesprochene Spuren von Arteriosclerose.

Blut: Haemoglobin: 65. Rothe Blutkörperchen: 3,700,000 bis 4,200,000. Weder Micro- noch Poikilocyten. Leucocyten: 3,800 bis 4,200. In dem Verhältnisse der einzelnen Leucocyten-Formen zu einander hat eine Verschiebung nicht statt gefunden. Auch die Beschaffenheit sowohl der grossen und kleinen Lymphocyten, wie der polynucleären weicht nicht von dem gewohnten Bilde ab. Trotz Anfertigung von 20 Präparaten gelingt es weder eosinophile Zellen, noch kernhaltige rothe Blutkörperchen anzutreffen. Frisch entnommen zeigt das Blut normale Geldrollenbildung.

Abdomen ziemlich schlaff, leicht bis zu der Wirbelsäule eindrückbar. Nirgends besteht eine abnorme Resistenz oder Druckempfindlichkeit. Auch lässt sich hier ebenso wie am ganzen übrigen Körper eine Vergrösserung der Lymphdrüsen nicht nachweisen.

Leber überschreitet nur in der Mittellinie den Rippenbogen, indem ihr Rand fast 2 Finger breit unterhalb des processus ensiformis fühlbar ist.

Milz: nicht palpabel; auch nach dem Ergebnisse der Percussion nicht vergrössert.

Magen: Nach Aufblähung mit Kohlensäure steht die grosse Curvatur 1 Fingerbreite oberhalb des Nabels und ist das Organ weder in seiner Form noch Grösse wesentlich verändert. Das Probefrühstück liefert nach 1 Stunde nur etwa 20 cbcm:

+ Lakmus	+ wenig Hefe
+ Congo	— Sarcine
+ Günsburg	+ Wenig Stärke
— (?) Milchsäure	

Gesammtacidität 62 pCt.

Der Appetit ist sehr gut: die Patientin isst reichlich. Der Stuhlgang ist meist angehalten, an sich jedoch normal. Motorische Kraft des Magens gut. Resorptionsfähigkeit (Jodkalium) gut. Rosafärbung nach 17“, Blaufärbung nach 20“.

Genitalien: Die ziemlich atrophische Gebärmutter ist retroflectirt, lässt sich aber leicht umlagern. Beide Eierstöcke sind als reichlich bohnengrosse Körper fühlbar. Auch die Tuben sind palpabel. Sonst ausser geringer Leukorrhoe nichts Abnormes.

Mastdarm: o. B.

Urin: Die Menge schwankt zwischen 800 und 2000. Specif. Gewicht meist hoch: 1008—1017. Reaction sauer. Die Flüssigkeit ist klar, frei von Sediment, die Nubecula mässig. Sie enthält weder Eiweiss, noch Zucker, noch Indoxyl; dagegen Spuren von Urobilin. Die Chloride sind nicht verändert.

Krankheitsverlauf.

8. März. Nach mehrmonatlichem ungestörtem Aufenthalt in der Klinik bemerkt Patientin heute auf der linken Seite der Nase einen kleinen

Furunkel. Im Anschluss daran entwickelt sich eine ganz bedeutende Schwellung des linken Augenlides, so dass das linke Auge ganz verschwollen ist. Von hier aus pflanzt sich ein entzündliches Oedem in fast gleich hohem Grade auf den benachbarten Theil des Gesichtes fort. Drüsen nicht geschwollen.

10. März: Die Anschwellung ist beträchtlich zurückgegangen, nur die Verengerung der linken Lidspalte durch das Oedem dauert noch fort. Kein Fieber.

15. März: Von den vielfachen Rhagaden aus, welche Patientin an Händen und Füssen trägt, gehen fort und fort leicht Infectionen der Nachbarschaft aus. Um deren Ausbreitung zu begegnen, werden ihre Hände und Füsse die Nacht über stets in feuchte Verbände von essigsaurer Thonerde gelegt. Das Verhalten des Gesichts hat sich etwas gebessert.

22. März Morgens: 38,5°. Während an der rechten Hand gestern Abend noch keinerlei Entzündungs-Erscheinungen zu sehen gewesen, (weshalb dieses Glied auch nicht eingepackt worden war), zeigte sich heute früh der kleine Finger in hohem Maasse, fast auf das Doppelte des normalen Umfanges angeschwollen. Daneben besteht Röthung und Hitze und an der Dorsalseite der zweiten Phalanx nimmt man unter der in grösserer Ausdehnung abgehobenen Epidermis eine kleine Eiteransammlung wahr. Von hier aus setzt sich die Schwellung in abnehmendem Maasse auf den Handrücken fort. Oberhalb des letzteren erstreckt sich eine typische Lymphangiitis an der Ulnarseite des Unterarms in Form eines Doppelstranges verlaufend, welche sich auf den Oberarm bis zu einer unter dem Ansatz des Musculus latissimus dorsi liegenden haselnussgrossen Lymphdrüse fortsetzt, deren Berührung schon empfindlich ist. Trotz dieser Zeichen einer weiten Ausbreitung der Infection ist das Kraftgefühl nur wenig gemindert.

Nach Eröffnung der Eiterblase wird der kleine Finger mit Jodoformgaze verbunden und die ganze Extremität in Tücher, die in essigsaure Tonerde getaucht sind, eingehüllt.

24. März: Morgens 37,4°, Puls 120. Da die Schmerzhaftigkeit am Rücken des 5. Fingers zugenommen hat und die Entzündung in eine Phlegmone überzugehen droht, wird Patientin auf die chirurgische Klinik verlegt, wo sämmtliche soeben am rechten Arm geschilderten Befunde bestätigt werden.

25. März: Temperatur 37,2, Puls 116. Alsbald wird hier am Rücken des 5. Fingers und die rechte Hand ein ausgedehnter Einschnitt vorgenommmen. Hierbei entleert sich jedoch kein Eiter, sondern aus dem sulzigen Unterhautbindegewebe lediglich seröse Flüssigkeit.

27. März: Morgens 37,6, Puls 116. Die Schwellung hat sich auf den Vorderarm fortgesetzt.

29. März: Temp. 38,5, Puls 124. Auch am Vorderarm werden mehrere Incisionen gemacht: hierbei entleert sich aus den sulzig infiltrirten Schichten nicht nur des Unterhautzellgewebes, sondern auch der Muskulatur viel seröse Flüssigkeit. Eiterpunkte werden dagegen nur vereinzelt und stets nur in

sehr beschränktem Umfange wahrgenommen. Aus den Wunden des 5. Fingers und der Hand entleert sich dünnflüssiger Eiter.

31. März: Temp. 39,0, Puls 116. Da heute der ganze Oberarm unförmig angeschwollen ist, werden auch hier mehrere Einschnitte gemacht mit dem nämlichen Befunde in der Tiefe, wie vorgestern am Vorderarm. Der Harn dauernd frei von abnormen Beimengungen. Eine Trübung des Sensoriums ist unverkennbar.

2. April: Temp. 37,1, Puls 96. Die Schwellung des Arms ist im Abnehmen begriffen, während sich aus den zahlreichen Wunden reichliche Mengen einer dünnen, mehr und mehr eitrigen Flüssigkeit entleeren. Sensorium klarer.

5. April: Temp. 38,9, Puls 80. Durch einen Schüttelfrost eingeleitet und durch Schmerzen neben dem linken Kniegelenk angekündigt, giebt sich an der lateralen Seite des linken Oberschenkels eine Anschwellung kund, beim Einschneiden auf welche sich wiederum kein Eiter, sondern nur serofibrinöse Flüssigkeit ergiesst. Sensorium getrübt.

6. April: Temp. 39,6, Puls 92. Die Schwellung und die Schmerzhaftigkeit am linken Oberschenkel steigert sich zusehends und dazu gesellen sich die gleichen Erscheinungen an der linken grossen Schamlippe. Die Benommenheit dauert fort.

7. April: Temp. 39,6, Puls 80; der örtliche Befund wie gestern. Die Schwäche und Apathie haben zugenommen. Patientin ist nicht zu bewegen, etwas zu geniessen.

8. April: 1 Uhr nachts: Exitus letalis.

Die chirurgische Diagnose lautete: Myxoedem. Phlegmone dorsi manus dextrae et antibrachii. Sepsis.

Die am 9. April vorgenommene

Obduction

lieferte folgendes Ergebniss:

Anatomische Diagnose: Myxoedem. Hochgradiger Schwund der Schilddrüse.

Phlegmone des rechten 5. Fingers, des Handrückens und Vorderarms. Frische rechtsseitige Pleuritis fibrino-purulenta. Frische Endocarditis am Aortenostium. Frische Milzschwellung. Abscess am linken Oberschenkel. Allgemeine Sepsis.

Erweiterung der rechten, Hypertrophie beider Herzkammern. Fettdurchwachsung des Myocards. Mässiges Emphysem des Oberlappens, Cyanose des Unterlappens beider Lungen. Fettige Entartung der Leber. Narbe im Magen. Endrometritis proliferans bei Retroflexio.

Aeusseres: Kleine, gracil gebaute weibliche Leiche in vorgerücktem Abmagerungszustande. Knochenbau im Ganzen derb.

Musculatur schwächlich und von blass-röthlicher Färbung. Fettgewebe fast völlig geschwunden. Hautfarbe im Allgemeinen blassgelblich.

Von dem ursprünglichen Haarwuchs sind nur noch auf dem Scheitel spärliche Reste vorhanden. Am Vorderhaupte dagegen ist die Behaarung vollständig geschwunden; im Bereich dieser entblössten Bezirke ist die Haut unverhältnismässig trocken und mit zahlreichen Schuppen bedeckt. In der Wangengegend und im Gesichte, sowie am Halse ist die Haut ebenfalls übermässig verdickt. Im Oberkiefer fehlen sämmtliche Zähne, sei es gänzlich, sei es so, dass nur noch kleine schwärzlich gefärbte Stummel übrig sind; auch am Unterkiefer sind nur noch die Schneide- und der rechte Eckzahn vorhanden, während vom linken nur noch ein schwärzlicher Stumpf sichtbar ist. Die sichtbaren Schleimhäute sind blass.

Hals sehr schlank, die Schilddrüse trotzdem durchaus nicht zu fühlen. — Am Halse und an der Vorderwand des Brustkorbes ist die Haut sehr trocken, starr und in sehr ausgedehnter Abschuppung begriffen.

Beide Mammae in hohem Maasse geschwunden; Abdomen eingesunken, schlaff.

Die ganze rechte obere Extremität ist stark angeschwollen. An der Ulnarseite der Ellenbogenbeuge beginnt ein etwa 5 cm langer, die Streckseite entlang ziehender Einschnitt; ihm folgt weiter nach abwärts eine zweite etwa ebenso lange und auf dem Handrücken eine etwa 10 cm lange Schnittwunde. Letztere reicht bis an die Strecksehnen und lässt in ihrem Grunde deren röthlichgelbe, etwas schmutzig gefärbte Muskelbäuche erkennen. An allen Wunden ist die Unterhaut- und subfasciale Schicht verbreitert durch Anhäufung reichlicher gelb-grünlicher Flüssigkeit von sulzigem Aussehen. An der lateralen Seite des linken Oberschenkels bemerkt man eine oberhalb des Gelenks beginnende 6 cm lange Schnittwunde, deren Böschungen eine ähnliche sulzige Beschaffenheit wie dort und deren durch den Vastus externus gebildeter Grund ein trübes Aussehen darbietet. Beide grosse Schamlippen sind bläulich roth, stark verdickt und derb anzufühlen.

Bei Eröffnung des Brustkorbes sinken die Lungen nur mässig zurück; der mediane Rand ihrer Oberlappen verläuft etwa 1 cm lateralwärts von der Mittellinie. Während die linke Lunge im Pleuraraum frei beweglich ist, zeigt sich die rechte durch eine Reihe von Pseudoligamenten an der Spitze fixirt. Im unteren Theil des rechten Cavum pleurae ist eine trübe gelbe Flüssigkeit in Menge von etwa 20 cbcm angesammelt. Die Pleura pulmonalis des Unterlappens ist mit locker anhaftenden grau-gelben Auflagerungen bedeckt, welche auf dem costalea Blatte eine etwas grössere Ausdehnung und Mächtigkeit erreicht haben.

Das Herz liegt in grösserer Ausdehnung frei, als normal und erweisst sich nach Zurückschlagung der Lungen auch als absolut vergrössert.

Der Herzbeutel enthält eine etwas vermehrte Menge einer leicht flockig getrübten Flüssigkeit. Das Herz selbst ist vergrössert, das Pericardium viscerale lebhaft injicirt. Fettbewachsung mässig. Die Wand des rechten, deutlich erweiterten Ventrikels zeigt sich jedoch bis auf die Trabekel hinab mit Fett durchwachsen; auch ist das bis 0,9 cm dicke Myocard durchweg stark geblich verfärbt und schlaff anzufühlen. Die Wand des kaum erweiterten linken Ventrikels ist noch beträchtlicher verdickt bis zu $2^1/_3$ cm. Hier besteht jedoch weder eine so sinnfällige Verfärbung, noch Brüchigkeit wie rechts. Während der Klappenapparat rechts und am linken venösen Ostium ganz normal ist, entdeckt man an den Aortenklappen, deren freie Ränder in der Mitte leichte faserige Verdickungen besitzen, eine ganze Reihe zarter, röthlicher Auflagerungen offenbar ganz frischen Ursprungs.

Die Aorta durchweg mittlerer Weite und ihre Wand von normaler Dicke; die Intima unversehrt.

Lungen. Die linke von mittlerer Grösse, ist im Oberlappen stärker gebläht und der Luftgehalt vermehrt. Unterlappen sichtlich derber, besitzt erhöhten Blut- und Feuchtigkeitsgehalt, ist indes überall lufthaltig. Schleimhaut der Bronchien etwas blass. Die rechte Lunge bietet im Wesentlichen das gleiche Verhalten dar, abgesehen von den oben schon erwähnten Veränderungen des pleuralen Ueberzuges.

Halsorgane. Nach Entfernung der Sterno-hyoïdei und Sternothyreoïdei überzeugt man sich, dass die Schilddrüse bis auf einen ganz unscheinbaren Rest fehlt, und zwar ist der Schwund links noch weiter vorgeschritten als rechts. Bei genauer Präparation ergiebt sich, dass vom medianen, dem sonstigen Isthmus nächst gelegenen Abschnitt des rechten Lappens ein schmaler und dünner Fortsatz von 2,8 cm Länge, jedoch bloss 0,3 cm Breite und Dicke abgeht, welcher nach oben bis fast an das Zungenbein reicht. Der Ueberrest der Drüse hat rechts eine Länge von 3,1 cm eine Breite von 2,1 cm, der linke eine Höhe von 2,7 cm, eine Breite von 1,9 cm. Die Dicke ist bei beiden wesentlich voneinander verschieden: nämlich links bis zur Unfindbarkeit gering, rechts hingegen beträgt der Tiefendurchmesser immer noch 0,4—1,0 cm. Diese erhebliche Ungleichheit erklärt sich daraus, dass die Vorderfläche des rechten Lappens von der Mittellinie aus in ganz allmählicher, aber vergleichsweise bedeutender Neigung nach rechts hin ansteigt. Im Gegensatze hierzu ist der lobus sinister gleichmässig glatt und stellt im wahren

Sinnes des Wortes einen flachen Lappen dar, indem sein Tiefendurchmesser 0,2—0,4 cm nirgends überschreitet: seine Substanz ist äusserst welk und schlaff. Die Commissur ist als solche nicht zu erkennen, vielmehr geht der lobus sinister, ohne an Höhe abzunehmen, unmittelbar in den dexter über. Nach Auslösung des ganzen solcher Gestalt verkümmerten Organes, stellt sich heraus, dass sein Gewicht nicht mehr als 4,05 gr beträgt. Auf dem Durchschnitte zeigt sein Gewebe ein graugelbes, auffallend gleichartiges Aussehen und lässt von dem ursprünglichen Follicularbau kaum noch etwas wiedererkennen. Nur in einem beschränkten Bezirke des lobus dexter lässt sich insofern noch eine, übrigens sehr verschwommene Andeutung davon erkennen, als eine ganz feine Körnung wahrgenommen werden kann. Die zuführenden Gefässe sind unverhältnismässig fein und äusserst zartwandig jedoch völlig gangbar. Nur beim Abgang aus der Carotis ist das Caliber der art. thyreoïdea dextra vergleichsweise weiter.

In das Cavum pharyngo-nasale ragen die unteren Muscheln als kolbige Anschwellung herein. Nach deren Herausnahme lässt sich feststellen, dass die Substanz der unteren Muscheln in ihrer ganzen Ausdehnung, am stärksten nach aussen und medianwärts, cyanotisch und stark gewulstet ist. Auf dem Durchschnitt giebt sich eine deutlich cavernöse Beschaffenheit der Schleimhaut und des stratum submucosum kund. Im Gegensatz hierzu ist die mucosa der übrigen Muscheln und der übrigen Nasenschleimhaut durchweg blass; ebenso ist die des Rachens, des Kehlkopfs und der Luftröhre eher anämisch.

Bei Eröffnung der Bauchhöhle sieht man das dünne fettarme Netz die mässig gefüllten Dünndarmschlingen überdecken. Ein rechts gelegener Zipfel des omentum ist an die hintere Fläche des Gebärmutterkörpers da angeheftet, wo die Tuba dextra in ihn einmündet. Uterus etwas vergrössert, leicht nach hinten geknickt. Das Bauchfell überall normal, nur auf der convexen Fläche der Milz entdeckt man einige flockige Auflagerungen, welche sich beim Spülen mit Wasser leicht lösen. Stand des Zwerchfells: beiderseits am unteren Rande der vierten Rippe.

Milz: 11,5 cm lang, 8 cm breit, 3,5 cm dick, dunkelbläulich roth, sehr weich, Kapsel mit mehreren losen Auflagerungen von graugelber Farbe bedeckt. Auf der Schnittfläche sieht man die sehr lockere Pulpa stark hervorquellen. Follikel verschwommen, Trabekel zart und nur schwach hervortretend.

Beide Nebennieren: o. Bes.

Beide Nieren deutlich vergrössert: 11,5 cm lang, 4,5 cm breit, 2,5 cm dick, von ziemlich derber Consistenz, Kapsel leicht abziehbar, Oberfläche glatt, graugelb, ebenso wie die Schnittflächen von mässigem Blutgehalt. Hier zeigt sich das Parenchym in der Rinde eher graugelb als normal, auch die Pyramiden blasser. Malpighische Körperchen wenig deutlich, anscheinend nicht vergrössert. Ureteren und Harnblase normal.

Der Magen ist mittelweit und mit etwas grünlicher Flüssigkeit gefüllt. Etwa in der Mitte der vorderen Wand bemerkt man nahe der kleinen Curvatur eine flache, strahlige Narbe.

Der Darm lässt in seinem ganzen Verlaufe nichts Abnormes wahrnehmen, nur um die Analöffnung herum bemerkt man eine Reihe erweiterter Venen mit dunkelblaurothem, theils prallem. theils flüssigem Inhalte.

Leber eher etwas verkleinert, schon von aussen leichte Muscatnuss-Zeichnung verrathend. Auf der wenig blutreichen Schnittfläche, lassen sich die einzelnen Läppchen ziemlich scharf unterscheiden; die Peripherie der Acini ist bis etwa zum Drittel des Durchmessers von einer graugelblichen Zone eingenommen, während die centralen Bezirke schwach geröthet sind.

Geschlechtsorgane: Die bereits unter der Rubrik: „Aeusseres" geschilderte blauröthliche Verfärbung der Labien setzt sich bis weit in die vagina hinein fort; dagegen bleibt das an jenen beobachtete Oedem auf sie beschränkt.

Gebärmutter: 11 cm lang, 6,5 cm breit. Die Portio vaginalis ist sehr hypertrophisch, ebenso in geringerem Maasse der Halstheil, in welchem die plicae palmatae ungewöhnlich stark ausgeprägt sind. Das Endometrium ist durchweg in eine sulzige Gewebsschicht von etwa $^1/_2$ cm Dicke umgewandelt und an der Hinterwand überdies sehr lebhaft injicirt. Während der linke Eierstock kaum den mittleren Umfang erreicht, ist der rechte vergrössert und enthält mehrere corpora rubra.

Schädelhöhle: Die harte Hirnhaut und die Sinus ohne Abnormität. Die Pia mater ist leicht verdickt und enthält in ihren unteren Schichten eine leicht vermehrte Menge klarer gelber Flüssigkeit. Der Füllungsgrad der Gefässe ist ein mittlerer. Ventrikel von normaler Weite. An der Hirnsubstanz lässt sich nirgends etwas Abnormes entdecken.

Die Hypophysis ist in allen Durchmessern, besonders in Länge und Breite vergrössert; ihr Gewicht beträgt 1,8 gr., ihre Länge beträgt 0,9—1,2 cm, grösste Breite 1,5—1,7 cm; Höhe 0,9—1,0 cm. Der drüsige Antheil ist stärker gewölbt, vorquellend und befindet sich gegenüber dem nervösen in noch gesteigertem Uebergewicht. Seine Substanz ist gleichmässig grauröthlich, etwas verwaschen, ohne im übrigen eine sonderliche Abweichung gegen das gewohnte Bild wahrnehmen zu lassen.

Mikroskopische Untersuchung.

Die Prüfung des Herzmuskels ergiebt die Anwesenheit einer leichten, aber ganz diffusen fettigen Entartung seiner Primitivbündel.

Die Untersuchung der Nieren lässt sowohl in der Rinde, wie im Mark einen ziemlich hohen Grad fettiger Entartung erkennen. Daneben trifft man im unteren Theil der tubuli contorti eine gewisse Zahl hyaliner Cylinder. Ebenso ist der Raum zwischen den Glomerulus-Schlingen und der Bowman'schen Kapsel mehrfach von einer eigenthümlichen gallertigen Ansammlung in Kugelschalen-Form erfüllt. In einzelnen vasa afferentia und einzelnen der davon versorgten Glomerulus-Capillaren liegen bald grössere sehr dichte, bald kleinere sehr lockere Mikrococcen-Haufen. Eine Mitbetheiligung des interstitiellen Gewebes lässt sich nirgends feststellen.

In zahlreichen Gefässen der Rinde der Nebenniere begegnet man der gleichen bis zur losen Verstopfung sich steigernder Ansammlung von Mikrococcen-Haufen. Meist giebt sich zwar in deren unmittelbarer Nachbarschaft keine Reaction im Gewebe kund. Wohl aber fallen da und dort Inseln einer kleinzelligen Infiltration auf, allerdings, ohne dass gerade im Bereich dieser Herde ähnliche Embolieen aufgewiesen und damit ein ursächlicher Zusammenhang der beiden Erscheinungen ausser Zweifel gestellt werden könnte.

Die mikroskopische Prüfung der Schilddrüse lehrt, dass sich hier ungewöhnlich tiefgreifende Veränderungen vollzogen haben. Die entnommenen Stückchen wurden zuerst in Müller'scher Flüssigkeit, dann in Alkohol gehärtet, demnächst in Celloidin eingebettet und sodann theils mit Hämatoxylin-Eosin, theils nach van Gieson gefärbt. Die auf diese Art hergestellten Schnitte verriethen auf weite Strecken so wenig von dem gewohnten Bau der Schilddrüse, dass ich zunächst stutzig wurde: denn leicht hätte man glauben können, irgend welches andere Organ vor sich zu haben. In solchem Maasse schien das Substrat auf den ersten Blick lediglich aus Fasergewebe zusammengesetzt zu sein.

Beschaffenheit und Anordnung des letzteren bieten allerdings recht beträchtliche Verschiedenheiten dar. Bald ist es erstaunlich locker, — da nämlich, wo verhältnismässig breite Balken welliger Faserzüge von langen und schmalen, parallel angeordneten Spalträumen unterbrochen werden. Bald verschmächtigen sich diese Lücken immer mehr, und je dichter nun die Balken zusammenrücken, je enger sie sich weiterhin in einander verfilzen, desto grösser wird die Aehnlichkeit mit beliebigem Narbengewebe. Denn nur selten wird hier eine parallele Streifung und ein auf grössere Strecken gleichmässiges Nebeneinanderliegen der Bündel beobachtet. Vielmehr überwiegt fast allenthalben eine, wenngleich regellose, doch so innige Durchflechtung der sich kreuzenden Faserzüge, dass das Produkt am zutreffendsten mit Narbengewebe zu vergleichen ist. Diese Parallele schliesst freilich nicht aus, dass die Faserzüge eine ziemlich grosse, natürlich mannigfach wechselnde Menge länglicher und spindelförmiger Zellen beherbergen, deren grosse Kerne sich mit Farbstoffen lebhaft imprägniren. Alles in Allem zeigt sich die zuletzt geschilderte Beschaffenheit bei Weitem vorherrschend.

Beide Gebiete, noch mehr aber die soeben characterisirten dichtesten und starrsten sind an mittleren und capillaren Blutgefässen erstaunlich arm, und selbst soweit solche vorhanden sind, verrathen sie ihre pathologische Natur sowohl durch die Enge ihres Lumens, als auch durch die Dicke ihrer Wandung. Nicht selten sind sie überdies von einem bald dunkleren dichten, bald helleren losen Hofe kleiner Rundzellen begleitet oder umsäumt; ja zuweilen so ganz darin versteckt, dass sie nur bei stärkerer Vergrösserung, und sogar dann nur mit Mühe daraus entwirrt zu werden vermögen. Diese mitunter recht ansehnlichen Herde kleinzelliger Infiltration tauchen zwar nur in erheblichen Abständen aus dem blasseren Einerlei der derben Fasermasse empor, in welche sie inselartig eingestreut sind; indess beanspruchen sie insofern doppelt unsere Aufmerksamkeit, als sie neben vergleichsweise reichlicheren Blutgefässen nicht selten auch noch einige geschlossene Zellhaufen eigenthümlicher Art umschliessen. Meist sind letztere von der kleinzelligen Infiltration halb verhüllt; trotzdem fehlt es bei einiger Ausdauer im Suchen nicht an geeigneten Stellen, um sich über ihre Gestalt und ihre Beziehungen zum Grundgewebe eine ausreichende Vorstellung zu verschaffen. Nach dem Ergebniss solchen Bemühens unterliegt es keinem Zweifel, dass die fraglichen Zellhaufen nichts anderes sind, als die allerdings gründlich entarteten Ueberreste einstiger Drüsenfollikel. Davon zeugt ungeachtet ihres zuweilen verschwindend geringen Durchmessers (0,01—0,02 mm. gegenüber dem normalen Durchschnitte von 0,08 mm.), der Kleinheit der sie mehr erfüllenden, als auskleidenden Epithelien die Thatsache, dass einige von ihnen eine ausgeprägte homogene Umhüllungsschicht, die verbreiterte und glasig umgewandelte Tunica propria erkennen lassen. Hierzu kommt, dass andere — allerdings noch seltener — im Centrum einen Colloïdklumpen umschliessen, welcher durch den charakteristischen Epithelsaum umgrenzt wird.

Die Gestalt der so verkleinerten Follikel ist theils kuglig, theils kurz elliptisch, seltener birnförmig oder in anderer Weise verzerrt. Vereinzelt sind sie auch wurmartig gekrümmt, während ich verzweigten Formen nirgends begegnet bin. Durchmustert man jetzt auch die weiten, scheinbar ganz monotonen Strecken narbenähnlichen Fasergewebes nochmals genauer, so mag es auch darin hier oder dort gelingen, ebensolche Trümmer der einstigen Follikel aufzuspüren. Allein hier sind sie nicht nur durch noch viel weitere Spatien getrennt, welche nur negative Ergebnisse liefern, sondern auch jeder für sich ist so unscheinbar und so sehr von dem Follikeltypus abgewichen, dass es nicht Wunder nehmen kann, wenn über ihre Drüsennatur Zweifel rege werden. So paradox es klingen mag, so entspricht es deshalb nicht weniger der Wirklichkeit, dass sie zeitweise sogar mit kleineren Blutgefässen verwechselt werden können. Denn da letztere, offenbar neugebildet, keinen ausgeprägten Charakter an sich tragen, sondern zum Theil bloss zellreiche Schläuche darstellen, so ist es wohl einleuchtend, dass eine Entscheidung voreilig sein würde, bevor die Anlegung von Serienschnitten erfolgt ist, welche ja die cylindrische Gestalt der Blutgefässe ans Licht bringen muss.

Im Gegensatze zu den oben geschilderten, inselartigen Herden, welche durch das Nebeneinander geschrumpfter Follikel und ansehnlicher kleinzelliger Infiltration, sowie durch vergleichsweise reichlichen Gehalt an Blutgefässen ausgezeichnet sind, ist es bemerkenswerth, dass diejenigen geschrumpften Follikel, welche innerhalb der starren Fasermasse, gleichwie längst vergessen, hie und da eingestreut sind, jede Spur sowohl von kleinzelliger Infiltration, wie von Gefässen in ihrer näheren wie weiteren Umgebung vermissen lassen. Diesem Umstande ist es wohl hauptsächlich zuzuschreiben, dass durch die Anwesenheit so winziger verirrter Reste die Gleichmässigkeit des Gesammtbildes der Fasermasse nicht im geringsten beeinflusst wird.

Alles in Allem handelt es sich somit theils um Verödung, theils Vernichtung der drüsigen Bestandtheile der Thyreoïdea, deren Gesammtmasse jetzt freilich auf 4 gr. herabgesunken ist. Und zwar muss diese Atrophie in dem weit überwiegenden Gebiete als durchaus abgelaufen und wahrscheinlich schon längere Zeit stabil betrachtet werden.

Nur von den verhältnissmässig wenigen und an Umfang unbedeutenden Bezirken, welche, wie wir sahen, noch einige Vascularisation und Zeichen schwach entzündlicher Vorgänge aufweisen, lässt sich allenfalls behaupten, dass hier der Process noch in einem wenngleich langsamen F o r t s c h r e i t e n b e g r i f f e n sei, während der Untergang der specifischen Bestandtheile seinen Abschluss noch nicht erreicht habe. Unbedingt möchte ich zwar meinerseits einer solchen Deutung nicht beipflichten. Es sei nur an die wohlbekannte Erfahrung erinnert, dass sich im Narbengewebe ebenso gut wie in adhäsiven Schwarten u. Aehnl. innerhalb der fasrigen Grundlage mitunter noch Jahre, nachdem der einstige Entzündungsreiz abgeklungen ist, inselartig eingestreute Rundzellen-Anhäufungen neben den Gefässen oder sogar unabhängig von solchen beobachten lassen.

Aber selbst zugegeben, dass hier noch ein schwacher Wiederschein jener Entzündung zu erkennen sei, welche vor geraumer Zeit die Schilddrüse heimgesucht hat: vom physiologischen Standpunkte aus wird das wenig verschlagen. Hier wie dort sind die Drüsenbestandtheile fast ganz untergegangen, höchstens noch in verirrten Ueberbleibseln wiederzufinden, deren missgestalteter und entarteter Zustand keinen Zweifel darüber lässt, dass sie ihre normale Leistungsfähigkeit längst eingebüsst.

Alle Vermuthungen freilich, die man in Bezug auf die Natur desjenigen Processes aufwerfen mag, welcher das Organ damals befallen, würden eben wegen dieser Vorgerücktheit des Stadiums nur in der Luft stehen. Unbefangene Ueberlegung muss uns vielmehr sagen, dass wir zu einer klaren Würdigung seines Wesens erst dann zu gelangen vermögen, wenn uns der Zufall einmal die weitzurückliegenden Vorstufen dieser eigenartigen Atrophie in die Hände spielt.

Unbeschadet dessen möchte ich keinenfalls unterlassen, die Beschreibung überraschender Befunde hier anzureihen, welche ich an den mittleren Aesten der Arteria thyreoïdea, noch vor deren Eintritt in die Drüsensubstanz, beobachtet habe. Denn unter allen Umständen sind sie auffälllig genug, um unsere Aufmerksamkeit ernstlich zu fesseln. Vielleicht aber sind sie sogar geeignet, den innerhalb der Drüse sich abspielenden Vernichtungsprocess aufzuhellen, über dessen tiefere Ursachen wir bisher ja so gänzlich im Dunklen geblieben sind.

An den in Rede stehenden arteriellen Zweigen, deren Durchmesser zwischen $^1/_2$—2 mm. schwankt, sind schon bei schwacher Vergrösserung beträchtliche Abweichungen wahrzunehmen; und zwar concentriren sich diese auf die Adventitia, ohne aber das aussen daran anstossende Gewebe, sowie die inneren Gefässschichten ganz unbetheiligt zu lassen. In der peripheren Zone der Adventitia nämlich stösst man auf beträchtliche Ansammlungen frischer, allen Anzeichen nach noch kaum veränderter rother Blutkörperchen. Mitunter werden diese Haufen einzig und allein von letzteren gebildet, und erscheinen irgendwelche pigmentöse Ablagerungen erst in einiger Entfernung davon. Vielfach aber sind die Ergüsse farbiger Blutkörperchen mit solchen goldbraunen Niederschlägen unmittelbar verbunden oder wenigstens von einzelnen derartigen Körnern und Schollen umgeben. Die Mehrzahl dieser Pigment-Granula sind amorphe Körner und Klumpen von sehr wechselndem Kaliber und unregelmässiger Form, welche frei im Gewebe liegen. Manche davon stellen sich aber als Einschlüsse grosser vielgestaltiger Entzündungszellen dar, welche letztere somit als Pigment-Körnchenzellen zu bezeichnen sind. Auch über die Grenzen der eigentlichen Adventitia hinaus lassen sich derartige goldbraune Klumpen, sowie vereinzelt die gleichen Körnchen enthaltende Entzündungszellen noch weithin verfolgen. Theils begleiten sie hier die vasa vasorum in einigermaassen continuirlichen Zügen. Theils erfüllen sie das ursprünglich lockere, jetzt krankhaft verdichtete Stützgewebe zwar regelloser, aber kaum minder reichlich, mannigfach zwischen die zahlreichen Venen und Nerven eingestreut.

Dass sich in diesen, sei es loseren, sei es festeren, bindegewebigen Substraten, sobald sie der Sitz einer haemorrhagischen Infiltration geworden sind, die Erscheinungen einer mit Zellenvermehrung verbundenen Entzündung entwickeln, wird gewiss niemanden Wunder nehmen. Und zwar sprechen alle Zeichen dafür, dass diese schon vor geraumer Zeit zum Abschluss gediehen sei. Denn die entweder spindelförmige oder noch verschmächtigtere Gestalt jener neuen Zellen, ihr inselartiges, und in concentrischen Ringen fast nur noch die Capillaren umsäumendes Auftreten: Alles das deutet unverkennbar darauf hin, dass sie ihren Ursprung einem längst schon abgelaufenen Entzündungsprocesse verdanken.

Während beide Arten von Pigmentkörnchen, die extracellulär gelegenen, wie die an Körnchenzellen gebundenen in der ganzen Ausdehnung der verbreiterten und diffus verdichteten Adventitia sowohl erhebliche Dimensionen erreichen, als auch eng bei einander liegen, nehmen sie gegen die Muskularis hin ziemlich unvermittelt ab und sind in deren äusserer longitudinaler Schicht erheblich sparsamer, in deren innerer circulärer vollends nur ganz vereinzelt anzutreffen.

Daneben sind die Muskelfasern der Ringfaserschicht der Sitz einer, wenngleich ziemlich ausgedehnten, so doch wenig intensiven Ablagerung feinster brauner Pigmentkörnchen, welche sich auf Zusatz von Salzsäure und Ferrocyankalium zwar ebenso lebhaft blaugrün färben, wie die Gesammtheit der extra- und intracellulären Granula, denen wir bisher begegnet sind. Wohl aber unterscheiden sich erstere von letzteren leicht durch die ausserordentliche Feinheit und die weit grössere Gleichmässigkeit der Körnung, den geringeren Glanz und eine matter braune Färbung.

Schreitet man von der Media zur Intima vor, so lässt sich bloss behaupten, dass diese eine allgemeine Verbreiterung mässigen Grades erfahren habe. Allein im Gegensatze zu den so häufigen endarteriitischen Processen verschiedener Art, welche sich, wie bekannt, in den tieferen Gewebslagen der Intima abspielen, sind diese letzteren hier ganz normal. Statt dessen breitet sich über die flachen hügligen Erhebungen der Elastica, die vielen zwischen belegenen Vertiefungen erfüllend, eine zarte Faserlage von ziemlich bedeutender Mächtigkeit. Ueberdies ist die gewohnte wellige Begrenzung der Innenschicht hier so stark ausgeprägt oder vielmehr gesteigert, die Elastica zugleich so verbreitert und von so starrem Glanze, dass deren innere Contur am Treffendsten mit einer faltenreichen Halskrause zu vergleichen ist. Indem aber jene offenbar neu gebildete Faserlage, ohne Rücksicht auf die zahlreichen Erhebungen und Einsenkungen der Elastica, darüber hinstreicht, bewirkt sie eine fast vollständige Ausgleichung der sonst so charakteristischen Unebenheiten. Die innerste Schicht der Wand erinnert nunmehr lebhaft an ein von einem Bande umschnürtes und gewaltsam eingeengtes Rohr.

Nach Lage der Verhältnisse wird man nicht umhin können, das in Rede stehende Stratum als ein Product der endothelialen Auskleidung des Arterienrohres aufzufassen: analog den Wucherungs-Vorgängen, die man im Gefolge von Thrombose und anderen vielleicht gewaltsameren Ereignissen beobachtet, welche den zarten Ueberzug der Innenfläche schädigen. Allerdings habe ich hier die Gefäss-Lichtungen, ungeachtet eifrigen Suchens nach irgend welchen Verlegungen, überall offen gefunden. Insbesondere muss ich, gestützt auf das Fehlen jeder Spur von Gerinnungs-Producten, nachdrücklich hervorheben, dass weder Thatsachen, noch auch nur Wahrscheinlichkeitsgründe dafür sprechen, die Ursache jener Wucherungsschicht in voraufgegangenen Thrombosen — etwa embolischer Natur — zu suchen.

Ebenso wenig aber steht die geschilderte Anomalie der Intima-Auflagerung, wie bereits betont, mit einer Endarteriitis deformans im Zusammenhange. Denn in vollstem Einklang mit der normalen Beschaffenheit der Aorta und ihrer Hauptäste gewahrt man hier ebensowenig eine Spur der bekannten plattenförmigen oder höckrigen Erhebungen, nirgends sei es kalkige, sei es atheromatöse Umwandlungen. Ob das in Rede stehende zartfasrige Stratum nicht vielmehr in ursächliche Beziehung zu den, wie wir sahen, mehrfach wiederkehrenden blutigen Ergiessungen in die Adventitia und dem sich hier anschliessenden Zustande langwieriger Entzündung des lockeren, das Gefässrohr umhüllenden Gewebes zu bringen sei: diese Frage wage ich heute noch nicht, bejahend zu beantworten.

Wohl aber verdient die Thatsache so eigenartiger, zugleich Adventitia, Media und Intima treffender Störungen unsere vollste Beachtung. Denn offenbar handelt es sich um eine in dieser Weise und in solcher Verbindung bisher sonst kaum gekannte Form arterieller Erkrankung, deren entscheidendes Merkmal in dem wiederholten Austritte von Blut in die Adventitia und die peripher daran anstossenden Schichten gegeben ist. Von der mehrfachen Wiederkehr derartiger Haemorrhagieen zeugt vollwichtig der Umstand, dass die Extravasations-Producte, welche jene Bindegewebslagen erfüllen, ebensowohl fast unversehrte, als auch regressiv aufs äusserste veränderte Blutbestandtheile umfassen, und dass gerade die pigmentösen Residuen darin überwiegen.

Welche Tragweite freilich dieser „Paraarteriitis haemorrhagica recidiva" zuzuschreiben sei, die — nach meinen histologischen Erfahrungen wenigstens — als ein ungewöhnliches Ereigniss zu bezeichnen und nicht minder aetiologisch durchaus dunkel ist, in welchem Maasse ferner wir berechtigt seien, sie in ursächlichen Zusammenhang mit der an und für sich schon räthselhaften Atrophie des Schilddrüsengewebes zu bringen: diese und all die anderen Fragen, die sich uns im Hinblick auf ein so tief greifendes Zugrundegehen der Thyreoïdea aufdrängen, sind jetzt noch nicht spruchreif. Heute wollen wir uns damit bescheiden, von dem Zusammentreffen jenes Schwundes der Schilddrüse mit einer ausgebreiteten Erkrankung der zuführenden Arterien mit allem Nachdrucke Vermerk zu nehmen. Hierneben müssen wir allerdings danach trachten, uns in jedem neu sich darbietenden Falle Gewähr für die Regelmässigkeit der in Frage stehenden Coïncidenz zu verschaffen.

Die mikroskopische Untersuchung der Hypophysis ergiebt Folgendes: Nach Behandlung in Müller'scher Flüssigkeit wird eine frontale Scheibe des Organs in absolutem Alkohol gehärtet und in Celloïdin eingebettet, darauf theils mit Haematoxylin-Eosin, theils nach van Gieson gefärbt. In den so gewonnenen Frontalschnitten fällt zunächst die allgemein lebhafte Füllung der Blutgefässe auf, von denen einzelne zum Zeichen der allgemeinen Sepsis von Haufen dicht gedrängter Strepto- und Staphylococcen erfüllt sind.

Was die Follikel betrifft, so ist deren Umfang und Durchmesser von bemerkenswerther Ungleichheit. Besonders in der peripheren Zone begegnet man verhältnissmässig vielen kuglig oder breit-elliptisch gestalteten Alveolen. Hierzu gesellen sich da und dort birnenförmige, dreieckige oder pyramidenförmige. Gerade in diesen umfänglichsten zeigt sowohl die epitheliale Auskleidung, wie der Inhalt der Follikel schwer wiegende Abweichungen. Der sonst aus bloss einer Lage bestehende Zellsaum ist nämlich nicht selten mehrfach geschichtet, zuweilen in solchem Maasse, dass keine freie Lichtung übrig zu bleiben, auch das Centrum von den gleichen würfelförmigen Elementen gänzlich ausgefüllt zu sein scheint. Ausserdem fällt an manchen Follikeln der Umstand auf, dass der sie auskleidende Zellsaum nicht wie gewöhnlich aus einer continuirlichen Reihe kubischer Zellen zusammengesetzt ist, sondern dass zwischen den gewohnten Formen viel längere, mit halbkugligen oder kolbigen Auswüchsen versehene unregelmässig weit in das Lumen hineinragen.

Mögen sich nun die Follikel in Bezug auf ihre Form und die Beschaffenheit der sie auskleidenden Zellen auf die eine oder die andere Art verhalten: stets kann man einzelne Epithelien bemerken, die in ihrer medianen Zone unförmliche Klumpen einer colloïd aussehenden Masse umschliessen, welche sich in der gleichen Weise färbt, wie benachbarte, zweifellos colloïde Schollen im Lumen der Follikel. In anderen Drüsenschläuchen vollends, die allerdings nur sehr vereinzelt angetroffen werden, ist eine ganze Reihe, ja ein continuirlicher Saum von Epithelien in die gleiche glasige Masse umgewandelt. Auch hier besteht die äussere (gegen den Rand gerichtete) Hälfte eines gewissen Bruchtheils der Zellen noch aus feinkörnigem Protoplasma, während der mediane Bezirk von Colloïdsubstanz eingenommen wird. Besonderes Interesse erweckt hier die

Thatsache, dass zwischen diesen beiden, so verschiedenartigen Substanzen der Kern vielfach sichtbar geblieben ist, ja normale Färbungskraft bewahrt hat. Andere benachbarte Zellen, welche ebenfalls colloïd umgewandelt sind, lassen hingegen den Kern bloss noch undeutlich wahrnehmen. Bei anderen endlich ist er nur noch ganz verschwommen zu erkennen oder überhaupt nicht mehr zu unterscheiden.

Beachtenswerth ist, dass sich gerade in diesen, anscheinend am schwersten degenerirten Follikeln das Lumen meist frei von colloïder Ablagerung erweist. Jedoch darf diese Thatsache nicht etwa als bedingungslose Regel betrachtet werden; denn es fehlt durchaus nicht an Beispielen, wo das Innere einer Alveole, welche wenigstens von einzelnen in colloïder Metamorphose begriffenen Epithelien ausgekleidet ist, einen oder mehrere Klumpen von sogar recht beträchtlichem Umfang umschliesst. Alles in Allem begegnet man letzteren in so erstaunlicher Häufigkeit, dass in den peripheren Schichten wenigstens kaum ein Gesichtsfeld zum Vorschein kommt, wo nicht einer oder mehrere Follikel davon erfüllt wären. Auch ihr Umfang ist ungewöhnlich gross, die Gestalt der kleineren zwar elliptisch oder keulenförmig und schlanker; daneben trifft man aber auch ziemlich viele mittel- und übergrosse von sehr plumpem, kugligem oder würfelförmigem Aussehen. In der Regel liegen sie der sei es ein-, sei es mehrschichtigen Epithellage so dicht an, dass kaum mehr der geringste Spalt zwischen beiden wahrgenommen werden kann. Hinsichtlich ihrer Färbbarkeit verdient hervorgehoben zu werden, dass die weit überwiegende Zahl einen ungewöhnlich dunklen, schmutzig-bordeauxfarbenen Ton angenommen hat, im Gegensatz zu der zart bläulichen Tinction derjenigen Colloïdsubstanz, welche man in den erweiterten Hohlräumen der „Grenzschicht“ anzutreffen pflegt.

Obwohl ich dem Inhalt der Blutgefässe zumal in der unmittelbaren Nachbarschaft colloïdhaltiger Follikel immer wieder mein besonderes Augenmerk zugewandt habe, ist es mir doch nirgends gelungen, eine Spur der gleichen Colloïdsubstanz darin zu entdecken.

Fassen wir alle soeben kennen gelernten Erscheinungen zusammen, so haben wir es zunächst mit vermehrter Blutfülle einer da und dort von Bacterien-Embolieen heimgesuchten Hypophysis zu thun. Neben diesen offenbar sei es der allerletzten Zeit der

Krankheit angehörigen, sei es postmortalen Veränderungen handelt es sich weiterhin um die Ansammlung von Colloïd theils in der freien Lichtung der Follikel, theils in einer gewissen Zahl der diese auskleidenden Epithelien. Die Lebenskraft der letzteren ist von dieser Umwandlung entweder unberührt geblieben, insoweit als die Hauptmasse des Protoplasma's und vor Allem der Kern sich behauptet hat, oder sie sind in der colloïden Metamorphose mehr und mehr aufgegangen bis zum Schrumpfen des Kerns und dessen allmähligem Zugrundegehen.

An den übrigen Organen ergaben sich auch bei mikroskopischer Untersuchung keine wesentlichen Abweichungen.

Epicrise.

Ueberblicken wir nunmehr zusammenfassend vorstehenden Krankheitsverlauf nebst Sectionsbefund, so kann es keinem Zweifel unterliegen, dass wir es mit einem typischen Fall eines sich allmählich entwickelnden und schrittweise steigernden Myxoedems zu thun haben.

Während aber sonst entweder die Zunahme der Kachexie oder irgendwelche intercurrente innere Erkrankung die tödtliche Wendung herbeizuführen pflegt, bildeten hier den Anlass zum lethalen Ausgang Veränderungen, welche in engem Zusammenhange mit der tatzenartigen Anschwellung der Hände und Füsse stehen, also wenngleich nur indirect dem Grundleiden selber entspringen. Die Unförmlichkeit jener Extremitätentheile hatte nämlich einen so hohen Grad erreicht, dass zwischen den einzelnen Erhebungen der Haut zuerst tiefe Rhagaden, allmählich auch intertrigoartige Excoriationen entstanden waren. Indem diese in der Tiefe verborgenen und an sich unscheinbaren Wunden auf nicht genügend aufgeklärte Weise einer Infection mit Streptococcen anheimfielen, konnte es an dem rechten kleinen Finger zu einer Eiterung kommen, welche alsbald auf den Handrücken übergreifend den Charakter einer schweren Phlegmone annahm. Weiterhin verbreitete sich diese innerhalb weniger Tage auf den Vorderarm, ohne dass es trotz mehrfacher Einschnitte gelungen wäre, sie genügend zu beherrschen.

Nur allzurasch gesellen sich Zeichen allgemeiner Sepsis hinzu: Pleura und Endocard werden in Mitleidenschaft gezogen; Milzschwellung und zahlreiche bacterielle Embolieen legen ebenso, wie die in den letzten Tagen beobachtete Steigerung des Fiebers von der allgemeinen Verunreinigung des Blutes Zeugniss ab. Kurz, die Ursache des Todes beruht auf acuter Sepsis, welche aus einer dem Grundleiden aufgepfropften Infection erwachsen ist und somit in letzter Hand abermals auf jenes zurückleitet.

Was nun die Myxoedem-Erkrankung selber anbelangt, so darf ich nach der grossen Zahl einschlägiger Erfahrungen, welche bisher vorliegen, der allgemeinen Zustimmung wohl sicher sein, wenn ich ausser den Veränderungen der Haut dem in der Thyreoïdea erhobenen Befunde die wesentlichste Bedeutung beimesse. Er characterisirt sich als ein so vollständiger Schwund ihrer specifischen Parenchym-Bestandtheile, wie wir es bei irgend welcher Drüse sonst kaum tiefgreifender zu sehen vermöchten. Auf weite Strecken fast gänzliches Zugrundegehen der Follikel; nur vereinzeltes Zurückbleiben rudimentärer, zugleich mit Colloïd ausgefüllter Alveolenreste. Daneben besteht eine gewaltige Zunahme und Verdichtung des bindegewebigen Gerüstes, welches auch durch seine Armuth an Blutgefässen sowohl die Intensität, wie das zeitlich weite Zurückliegen jenes interstitiellen Processes verräth, der mit dem Untergange fast sämmtlicher Alveolen geendet hat.

Alle diese Abweichungen vereinigen sich zu einem Bilde, welches lebhaft an die Endstadien der entzündlich-degenerativen Vorgänge erinnert, denen wir an Niere, Leber u. s. w. so häufig begegnen.

Allerdings ist uns bei der Thyreoïdea Wesen und Ursprung der zu solchem Ausgange führenden Störungen durchaus unklar. Auch für die sonst landläufigsten Anlässe, ich meine infectiöse oder traumatische Momente, fehlt hier, so scheint es, jeder Anhalt. Nur die Vermuthung wird man im Hinblick auf die diffuse Art des zum Schwunde führenden Processes hegen dürfen, dass er auf einer allgemeinen, durch den Blutstrom hereingetragenen Schädlichkeit beruhen müsse. Dass letztere freilich mikro-parasitärer Natur sei, für eine derartige Annahme lassen sich weder positive, auf irgendwelche bacterielle Invasion hinweisende Befunde beibringen, noch besitzt sie auch nur Wahrscheinlichkeit, wenn man die geringe Zahl und die Unscheinbarkeit der kleinen Rundzellenherde in Betracht zieht, welche das bindegewebige Stroma da und dort beherbergt.

Nächst der Thyreoïdea lenkt die Hypophysis unser Augenmerk

auf sich; denn trotz des bescheidenen Umfanges dieses Organes und der nicht unerheblichen Schwankungen, welche seine Dimensionen schon normaler Weise darbieten, lässt es sich im vorliegenden Falle doch kaum bestreiten, dass sein Kaliber als ein pathologisch vergrössertes zu bezeichnen sei. Als erschwerendes Moment kommt hierzu jedoch die Thatsache, dass einmal eine beträchtliche Menge seiner Follikel an Umfang eine ansehnliche Zunahme der Durchmesser erfahren hat, und dass ferner in deren Lumen auffallend oft bald kleinere, bald erstaunlich grosse Colloïdklumpen enthalten sind. Welcher Auffassung immer man in Bezug auf die physiologische oder pathologische Rolle der colloïden Substanz in dem Haushalte von Schilddrüse und Hypophysis huldigen mag: darüber dürfte allgemeines Einverständniss herrschen, dass ein so reichliches Vorkommen so grober Klumpen und Schollen, wie sie bei unserer Patientin anzutreffen sind, als etwas entschieden Krankhaftes aufgefasst werden müsse. Gestützt auf das Ergebniss der Durchmusterung der Hypophysis bei mehreren Hundert an den verschiedensten Krankheiten verstorbener Patienten aus sämmtlichen Lebensaltern darf ich wenigstens behaupten, dass colloïde Ansammlungen, abgesehen von der Grenzschicht zwischen drüsigem und nervösem Antheil des Organs, normaler Weise immer nur in vereinzelten Follikeln und jeweils in Gestalt kleiner Klumpen nachzuweisen sind. Dass vollends die die Alveolen auskleidenden Epithelien selber sei es theilweise, sei es durchweg in Colloïd umgewandelt sind, habe ich meinerseits bisher bei keinem anderen Patienten in solchem Maasse beobachtet.

Angesichts des unbestreittbar gänzlichen Darniederliegens der Function der Thyreoïdea unserer Kranken wird man sich daher der Auffassung nur schwer entschlagen können, dass deren Hypohysis hier Anzeichen darbiete für eine ersatzweise Uebernahme eines Umwandlungsvorganges, welcher in erster Linie der Schilddrüse eigenthümlich ist. Der Hypophysis selber ist die nämliche Metamorphose zwar nicht absolut fremd; allein sie bewegt sich bei ihr doch fast ausnahmslos innerhalb enger Grenzen und lässt unter gewöhnlichen Umständen das Protoplasma der Follikelzellen selber keinesfalls als davon ergriffen erscheinen.

Nehmen wir nun die allgemeine Volumenszunahme des drüsigen Abschnittes des Hirnanhanges zusammen mit den Zeichen weit gediehener colloïder Umwandlungen von Follikelzellen und -Inhalt, so müssen wir zu dem Schlusse gelangen, dass das genannte Organ Anläufe zu einer vicariirenden Thätigkeit gemacht habe. Ein solches Resultat liefert offenbar eine interessante Bestätigung — soweit ich sehen kann die erste der menschlichen Pathologie entstammende — für eine Ansicht, welche zwar vor Jahren Rogowitsch[1]) schon ausgesprochen hat, jedoch auf Grund so wenig gesicherter Experimental-Ergebnisse, dass sie spätere Forscher sich nur unter mancherlei Vorbehalten angeeignet haben.

---

[1]) **Veränderungen der Hypophyse nach Entfernung der Schilddrüse. Zieglers Beiträge Bd. IV, 1888.**

II.

Sitzung der Deutschen Pathologischen Gesellschaft.

Dienstag, den 20. September, Vormittags 9 Uhr.

Stellvertretender Vorsitzender: Herr v. Recklinghausen.

1. Herr Jores-Bonn:

Ueber die Beziehungen primärer subduraler Blutungen zur Pachymeningitis haemorrhagica.

Die Lehre von der Pachymeningitis haemorrhagica kann zwar als eine in ihren Grundzügen fest begründete angesehen werden, es würde aber nicht schwer fallen, an der Hand der Literatur nachzuweisen, dass in Bezug auf einige Einzelheiten noch keine völlige Uebereinstimmung erzielt ist. Auch scheint mir die Darstellung des Krankheitsverlaufes, wie sie manche und gerade die neuesten Lehrbücher der pathologischen Anatomie darbieten, nicht alle bei dieser Erkrankung in Betracht kommenden Momente genügend zu berücksichtigen.

Virchow[1]) hatte seiner Zeit die Ansicht zu bekämpfen, dass die Haematome aus einer primären Blutung hervorgingen, und er betonte das secundäre Auftreten der Haemorrhagieen aus den in neugebildeten Membranen gelegenen Capillaren. Die Pachymeningitis soll also nach dieser, heute allgemein angenommenen Ansicht nicht mit einer Blutung beginnen, allein in Folge einer Blutung entstehen. Andererseits kommen doch nun thatsächlich Blutergüsse zwischen Dura und Pia vor, meist in Folge von Trauma, aber auch bei haemorrhagischer Diathese und in Folge Durchbruchs apoplectischer Herde. Was wird aus diesen Blutungen, welche Schicksale

[1]) Verhandlg. d. physikal.-med. in Ges. in Würzburg 1856, Bd. 7.

erleiden sie und welcher Art sind ihre Beziehungen zur Pachymeningitis? Sucht man die Antwort auf diese Frage in der Literatur, so fällt sie sehr ungenügend aus. Virchow thut der primären Blutung keine Erwähnung, und viele andere Autoren begnügen sich, das Trauma einfach als eine der Ursachen der Pachymeningitis anzuführen, ohne zu sagen, wie sie sich diese traumatische Entstehung der Krankheit erklären. Eingehender beschäftigt sich Kremiansky[1]) mit dem Verhalten der subduralen Blutungen, und er führt auch Fälle an, in denen er hämorrhagische Neomembranen nach vorausgegangenem Trauma beobachten konnte. Indessen kommt er durch eine eigenthümliche, theoretische Deduction zu dem Schluss, dass eine Organisation der Blutmassen in der Cavitas serosa cranii nicht stattfinde aus Mangel einer reichen und starken Blutcirculation in der Dura. Daher falle das Blutgerinnsel einer regressiven Metamorphose anheim. Die Bedeutung des Coagulums liegt nach Ansicht Kremiansky's darin, „dass dasselbe eine Reizung der umgebenden serösen Flächen und dadurch eine hyperplastische, hämorrhagische Entzündung der Innenfläche der Dura hervorruft" (S. 155). Die letztere Anschauung kehrt vielfach in den Abhandlungen über die hämorrhagische Entzündung der Dura wieder, so z. B. bei Huguénin[2]). Auch Birch-Hirschfeld[3]) nimmt in demselben Sinne eine irritative Wirkung des Blutcoagulums auf die Dura an.

Man darf nicht ausser Acht lassen, dass die Beantwortung der Frage nach den Schicksalen einer primären Blutung in den Subduralraum unzertrennbar ist von der Auffassung, die man sich über die ersten Anfänge des pachymeningitischen Processes gebildet hat. Kremiansky's etwas gewundene und gezwungene Annahme erklärt sich daraus. Da er streng daran festhielt, dass jede Pachymeningitis von den bindegewebigen Schichten der Dura ausgehe, — aus diesen, nicht aber aus einem plastischen Exsudat oder einem Blutcoagulum sollten sich die Membranen bilden — so glaubte er wohl, nicht zugeben zu dürfen, dass sich eine primäre Blutung auch zu einer Membran organisire. Für eine solche Auffassung boten Sperling's[4]) Versuche, welche darthun

[1]) Virchow's Archiv, Bd. 42.

[2]) In dem Handb. der spec. Pathol. u. Therap. v. Ziemssen, Bd. XI.

[3]) Lehrbuch, 2. Aufl.

[4]) Centralbl. der med. Wissensch. 1871, No. 29.

sollten, dass das unter die Dura von Kaninchen gespritzte Blut sich nach einigen Tagen zu organisiren beginne, eine so ernste Gefahr, dass sie geeignet schienen, die ganze Virchow'sche Lehre über den Haufen zu werfen.

Aber auch wenn man sich auf den Standpunkt stellt, den mit Virchow viele der jüngeren Autoren einnehmen, nämlich, dass die erste pachymeningitische Membran gebildet wird durch die Organisation eines auf die Innenfläche der Dura gelagerten entzündlichen, fibrinösen Exsudats, auch dann stösst man bei der Erklärung des Verhaltens primärer subduraler Blutergüsse auf Schwierigkeiten. Dass Blutcoagula von der Dura aus organisirt werden können, wird man dann allerdings schon a priori annehmen müssen. Aber ist damit schon eine Pachymeningitis da? Brauchen nur neue Blutungen hinzuzukommen, um die Progredienz des Processes zu bewirken? Man wird diese Fragen gewiss verneinen, denn sonst wäre damit ja anerkannt, dass die Haematombildung auf nicht entzündlichem Wege aus einer Blutung sich entwickeln könne, und es bleibt auch hier nichts anderes übrig als zu der unwahrscheinlichen und nicht bewiesenen Annahme zurückzukehren, dass die Organisation des Coagulums Nebensache sei, aber dass letzteres die harte Hirnhaut so stark zu reizen vermöge, dass sie in Entzündung gerathe.

Kurz man sieht, dass es wohl wünschenswerth erscheinen muss, an der Hand eines geeigneten Materials zu verfolgen, wie sich eine primäre Blutung in dem intermeningealen Raum verhält. Nicht nur wird man dadurch Thatsachen an Stelle der Vermuthungen setzen können, sondern es wird die Betrachtung dieser Verhältnisse und die Vergleichung derselben mit der spontanen Pachymeningitis auch Streiflichter werfen auf das Wesen des pachymeningitischen Processes überhaupt.

Der Aufgabe, das Verhalten primärer Blutergüsse in den Subduralraum zu verfolgen, unterzog sich im Bonner pathologischen Institut auf meine Veranlassung C. van Vleuten. Derselbe hat die gewonnenen Resultate in seiner Inaug.-Dissertation[1]) bereits veröffentlicht. Es sei mir aber gestattet, hier nochmals auf dieselben kurz einzugehen.

---

[1]) C. F. van Vleuten. Ueber Pachymeningitis haemorrhagica interna traumatica. Inaug.-Dissert., Bonn 1898.

van Vleuten stellte seine Untersuchungen an der Hand von Sectionsfällen an, welche theils von mir früher gesammelt worden sind, theils während der Anfertigung der Arbeit in unsere Hände gelangten. Es handelte sich immer um Schädelverletzungen, meist um Fracturen der Schädelknochen. Blutergüsse waren in der Regel sowohl zwischen Schädelknochen und Dura, als auch zwischen Dura und Pia vorhanden. Die Individuen waren kürzere oder längere Zeit nach der Verletzung am Leben geblieben, und die 6 untersuchten Fälle boten glücklicher Weise so verschiedene Stadien dar, dass sich aus ihnen der ganze Verlauf der Veränderung ergab.

Die ersten zwei Fälle, in denen der Tod fünf, beziehungsweise sechs Tage nach der Verletzung eintrat, repräsentiren die Anfangsstadien. Auf der Dura lagen zarte dünne Blutgerinnsel, welche an derselben schon etwas festhafteten und mikroskopisch liess sich in ihnen der Beginn einer Organisation erkennen.

In dem dritten Falle trafen wir das Blutcoagulum 18 Tage nach seinem Entstehen an. Eine gesunde Frau erlitt durch einen Schuss eine umschriebene Zersplitterung des Schädeldaches an der rechten Seite. Da sich circa 10 Tage später epileptiforme Krämpfe bei ihr einstellten, suchte sie die Klinik auf und starb wenige Tage später. Bei der Section war die Durainnenfläche an der linken Seite, an der das Trauma nicht eingewirkt hatte, durchaus blank. Rechterseits lag zwischen Dura und Pia zunächst eine geringe Menge frischen Blutes, die von dem operativen Eingriff herrührte. Nach dessen Abspülung sah man, dass die Durainnenfläche in ganzer Ausdehnung mit einer dünnen, gelblich und bräunlich gefärbten Membran bedeckt war. Ausserdem verliefen in den mittleren Parthieen, vom Ansatz der Sichel aus, in der Frontalebene zwei, in 2—4 mm dicke, braune Wülste umgewandelte ältere Blutgerinnsel, die der Dura fest anhafteten. Die mikroskopische Untersuchung lehrte, dass die dünne, bräunliche Membran aus zartem Bindegewebe bestand, Pigment enthielt, aber keine frischen Blutungen. Dünne, feine Capillargefässe durchsetzten die Membranen ziemlich zahlreich, wie sich namentlich an abgezogenen Häutchen erkennen liess. An den dickeren Membranen hatte die Organisation namentlich an den Rändern und an der nach der Pia zugekehrten Oberfläche des Coagulums ein breites, gefässhaltiges Bindegewebe geschaffen, während nach innen zu die Organisation kaum begonnen hatte. Hier lagen noch Massen rother Blutkörperchen zusammen.

In dem vierten der von van Vleuten untersuchten Fälle handelte es sich um einen Menschen, der in einer Winternacht bewusstlos aufgefunden wurde. Ihm waren beide Beine erfroren, so dass eine chirurgische Behandlung nöthig wurde. Während seiner Erkrankung delirirte er fortwährend. Erst die Section ergab zahlreiche Fracturen des Schädeldaches, alte Blutherde zwischen Schädelknochen und Dura, Pachymeningitis und zahlreiche gelbe, ganz oberflächliche Erweichungsherde in den Hirnwindungen. Die Verletzung musste 29 Tage vor dem Tode erfolgt sein. Was den Befund an der Innenfläche der harten Hirnhaut anbelangt, so zeigte sich dieselbe beiderseits mit einer membranösen Auflagerung bedeckt, die theilweise sehr zart, an anderen Stellen bis zu 1 mm dick war. Die Membranen liessen sich in Fetzen abziehen, aber nicht gerade sehr leicht, und die dickeren Schichten hafteten ziemlich fest. Mikroskopisch bestanden sie aus einem kernreichen, mässig gefässhaltigen Bindegewebe. In den dickeren Auflagerungen fanden sich auch Blutkörperchen in grösseren Haufen zusammengelagert, die sich aber deutlich als alte kennzeichneten. Sie waren in ihrer Form durch den gegenseitigen Druck abgeplattet und hatten ihren Farbstoff verloren. Das Bindegewebe zeigte sich namentlich an der pialen Seite der dickeren Membranen derber und gefässärmer als in dem früheren Stadium.

Es kann wohl nach Lage der Sache nicht zweifelhaft sein, dass wir in den erwähnten Fällen es mit der Wirkung des Traumas zu thun haben und mit den Schicksalen eines in dem Subduralraum stattgehabten Blutergusses. In den ersten Fällen trafen wir die noch frischen Blutcoagula vor, in dem dritten zeigten die Duraveränderungen deutliche Beziehungen in ihrer Localisation zur Einwirkung des Traumas. In dem vierten Falle zeigten die Blutresiduen, welche sich zwischen Schädelknochen und Dura und die, welche sich in der Hirnrinde vorfanden, deutlich, zu welch' mannigfaltigen Blutaustritten das Trauma geführt hatte.

Wir sehen nun, dass in all' diesen Fällen eine einfache Organisation der Blutmassen eingetreten ist, nicht anders wie jede Organisation überhaupt sich auszubilden pflegt. Der organisatorische Process zeigte, wie auch schon in den frühesten Stadien bemerkbar war, das Bestreben, das Blutcoagulum nach der freien Seite hin abzuschliessen. So kommt es, dass wir in den älteren, dickeren Auflagerungen nach der Pia zu und an den Rändern oft eine stärkere Bindegewebsentwickelung finden, wie an der der Dura zugekehrten Fläche, und dass wir in der Mitte der dickeren Membranen noch rothe Blutkörperchen vorfinden. Es ist ja auch von der Thrombusorganisation her bekannt, dass die Blutkörperchen lange erhalten bleiben können.

Die Organisation der subduralen Blutergüsse führt, wie jeder andere Organisationsvorgang, zur Bildung fibrillären Bindegewebes. Es fanden sich keine frischen Blutungen in den Membranen, und der Process zeigte keine Tendenz zum Weiterschreiten. Vielmehr lässt sich schon nach dem Befund der obigen Fälle erwarten, dass schliesslich aus dem Vorgang eine fibröse Verdickung der Dura resultirt.

Der folgende Fall (van Vleuten VI) scheint mir ein solches Endresultat darzustellen.

Bei einem 28jährigen, an Typhus abdominalis verstorbenen Manne zeigte das Schädeldach rechts einen 6 mm im Durchmesser betragenden Defect des Knochens, der durch fibröses Narbengewebe der Kopfschwarte ausgefüllt war. Die Anamnese ergab, dass der Patient vor 14 Jahren mit einer Spitzenhaue auf den Kopf geschlagen worden war. Dem Schädeldefect entsprechend war die Dura an ihrer Innenfläche, etwa in der Ausdehnung eines Thalerstücks, mit einer dünnen, fibrösen Haut bedeckt, die ihr fest anhaftete. Mikroskopisch bestand die membranöse Auflagerung aus fibrillärem Bindegewebe, das ziemlich viel Kerne, aber wenig Gefässe enthielt.

Durch diese Untersuchung der erwähnten Fälle waren demgemäss schon einige Resultate gewonnen. Es hatte sich gezeigt, dass bei einem Bluterguss in die Cavitas serosa cranii sich durch Organisation Membranen bilden, welche allerdings Aehnlichkeit mit denen der spontanen Pachymeningitis besitzen. Es muss aber sehr zweifelhaft erscheinen, ob sie mit den letzteren völlig identisch sind. Die Vorstellung, dass das Coagulum einen über die Organisation hinausgehenden, entzündungserregenden Reiz auf die Dura ausübe, haben wir nicht als richtig bestätigen können. Auch die Annahme[1]), dass, wenn einmal capillarhaltige Membranen vorhanden, der Process aus sich heraus weiter fortschreiten müsse, ist nicht haltbar.

Die gewonnenen Resultate regten aber weiterhin die Frage an, wodurch sich denn die spontane Pachymeningitis von dieser traumatischen unterscheide, die Frage, ob sich so wesentliche Unterscheidungsmerkmale ausfindig machen lassen, dass es gelingt, die beiden Processe auseinander zu halten. Es schien wünschenswerth, die anatomischen Verhältnisse der spontanen Pachymeningitis gerade mit Rücksicht auf diese Gesichtspunkte einer erneuten Prüfung zu unterziehen.

Diese Aufgabe führte Laurent an der Hand des uns in Bonn reichlich zu Gebote stehenden, aus der Provinzial-Irren-Anstalt

[1]) Diese Ansicht findet sich z. B. bei König, Inaug.-Dissert., Berlin 1882.

stammenden Materials durch. Die Arbeit ist gleichfalls als Inaugural-Dissertation[1]) verwerthet worden.

Die Ergebnisse der von Laurent angestellten Untersuchungen habe ich nicht nur im einzelnen verfolgt, sondern ich habe auch nach Abschluss dieser Doktorarbeit eine weitere, nicht unbeträchtliche Anzahl von pachymeningitischen Duren untersucht, wodurch ich unsere Anschauungen immer wieder nachprüfen, bestätigen und erweitern konnte. Ich will daher Laurent's Ergebnisse und die meinigen in eine gemeinsame Darstellung verflechten.

Wenn man die Membranen der spontanen Pachymeningitis mit den aus der Organisation eines Blutgerinnsels hervorgegangenen vergleicht, so treten zwar viele Aehnlichkeiten zwischen beiden hervor, aber auch ganz bestimmte, immer wiederkehrende Unterschiede. Am besten führt man den Vergleich an abgeschabten und abgezogenen Fetzchen der Membranen durch. Dann fällt zunächst auf, dass die Membranen der spontanen Pachymeningitis einen viel grösseren Gefässreichthum besitzen. Es sei daran erinnert, dass Virchow[2]) den grossen Gefässreichthum bereits hervorgehoben hat und sagt, dass kaum irgend eine andere Neubildung in dieser Hinsicht mit der pachymeningitischen in Parallele gestellt werden darf. Also diesen Gefässreichthum konnten auch wir in allen untersuchten Fällen nachweisen, und es war uns besonders wichtig und interessant, dass er grösser war, als in dem aus primärer Blutung entstandenen Gewebe. In einzelnen Fällen trat der Gehalt an Capillaren besonders stark hervor, es waren das meist solche, in denen gar keine oder sehr unbedeutende Blutaustritte in die pachymeningitische Membran hinein erfolgt waren. Ich verweise in dieser Beziehung auf den sehr instructiven und durch eine Abbildung erläuterten Fall No. 5 in Laurent's Dissertation. In diesem und ähnlichen Fällen bestand die Membran aus einem Maschenwerk ausserordentlich zahlreicher Capillaren. Die bindegewebige Grundlage derselben ist, wie das schon vielfach beschrieben worden ist, sehr zart, locker und vielfach so spärlich, dass die Membran nur aus Gefässen zu bestehen scheint. Ferner hebe ich die bereits bekannte Thatsache wieder hervor, dass die

---

[1]) Laurent, H. Zur Histogenese der Pachymeningitis haemorrhagica interna. Inaug.-Dissert., Bonn 1898.

[2]) l. c.

Gefässe weiter sind als gewöhnliche Capillaren, und dass sie stark sich schlängeln. In dem oben erwähnten Fall von Laurent war die Schlängelung so hochgradig, dass einzelne Capillaren umbogen, um an sich selbst entlang wieder zurückzulaufen.

Demgegenüber sind die Capillaren in den Membranen der traumatischen Fälle eng und fein, so dass sie auch, abgesehen von ihrer geringeren Zahl, weniger deutlich hervortreten. Ausserdem liegen sie in einem reich entwickelten Bindegewebe, das viele rundliche und spindelige Zellformen enthält.

Ich meine, schon diese Differenz in dem histologischen Aufbau der beiden Membranen liesse es nicht geboten erscheinen, auf Seite derjenigen zu treten, welche die Bildung der pachymeningitischen Häute einzig und allein aus der Organisation eines fibrinösen Exsudats erklären wollen. Dies scheint zwar auch die ursprüngliche Auffassung Virchow's[1]) gewesen zu sein, der als den ersten Anfang der Hämatombildung ein fibrinös-hämorrhagisches Exsudat hinstellte, aus dem später eine feine Bindegewebslage entstehe. Durch Wiederholung der entzündlichen Exsudation sollten die weiteren Lagen und Schichten der Membran sich bilden.

Bei späteren Untersuchern brach sich offenbar mehr die Ansicht Bahn, dass das Primäre und Wesentliche die Bildung einer gefässreichen Membran sei, welche sie als hyperplastische oder productive entzündliche Wucherung, direct aus Bestandtheilen der Dura hervorgegangen, ansahen. (Kremiansky[2]), Birch-Hirschfeld[3]), Rindfleisch[4]), Kluck[5]) u. a.)

Indessen ist damit die andere Ansicht nicht verdrängt worden, und sie tritt gerade in den Darstellungen der neueren Lehrbücher wieder stark hervor. So bezeichnet z. B. Schmaus[6]) die Pachymeningitis geradezu als eine „eigenthümlich verlaufende Art fibrinöser Entzündung“, und auch Ribbert[7]) fasst den Process auf als Organisation eines auf die Innenfläche der Dura abgeschiedenen

---

[1]) l. c.
[2]) l. c.
[3]) Lehrbuch der patholog. Anatomie.
[4]) Patholog. Gewebelehre.
[5]) Inaug.-Dissert., Greifswald 1891.
[6]) Grundriss der patholog. Anatomie.
[7]) Lehrbuch der patholog. Histologie.

entzündlichen Exsudats. Er stellt ihn auf die gleiche Stufe mit der Entzündung seröser Häute, von der er sich nur durch langsameren Verlauf und die weit dünnere, zu durchwachsende Fibrinlage unterscheide. Diesem Vergleich wird man wohl kaum beistimmen können. Die Berührungspunkte, welche die Pachymeningitis mit der Entzündung seröser Häute hat, sind gering gegenüber den Unterschieden. Nein, wenn die Bildung der pachymeningitischen Membranen allein auf einer Organisation einer dünnen Fibrinlage beruhte, dann dürfte man wohl erwarten, dass zwischen ihnen und den aus den primären Blutcoagulis entstehenden keine wesentlichen Unterschiede vorhanden wären. Denn die Organisationsvorgänge sind im wesentlichen dieselben in dem einen, wie in dem anderen Falle. Wenn wir aber nun wahrnehmen, dass bei der spontanen Pachymeningitis die Production von capillaren Gefässen regelmässig das Maass der zur Organisation der „dünnen Fibrinlage" nothwendigen Zahl überschreitet, wenn man sieht, dass in solchen Fällen, in denen keine Blutungen hinzutreten, das Endresultat der Wucherung gar nicht mit demjenigen der organisatorischen Processe übereinstimmt, die Capillaren sich nicht zurückbilden, und die Herstellung eines derber werdenden fibrillären Bindegewebes fast ganz ausbleibt, so muss man die Erklärung für dieses Verhalten wohl darin suchen, dass bei der Pachymeningitis eine über die Organisation von Extravasaten jeglicher Art hinausgehende Wucherung von gefässreichem Gewebe eine nicht nebensächliche Rolle spiele.

Ich möchte diese Ansicht noch etwas weiter ausführen und begründen. Zunächst fragt sich, ob nicht der Umstand, dass man in den Anfangsstadien der Pachymeningitis einen zarten, fibrinöshämorrhagischen oder einfach fibrinösen Beschlag findet, für den zunächst exsudativen Charakter der Entzündung spreche. Bekanntlich stützen sich gerade die Anhänger der Organisationstheorie hauptsächlich auf dieses Vorkommniss.

Laurent hat in seiner Arbeit zwei solcher Fälle (No. 8 u. 9) angeführt, in denen ein zartes fibrinöses Häutchen Partieen der Dura bedeckte. Es stellte sich aber bei der Untersuchung der abgezogenen Membranen heraus, dass die in der Fibrinschicht liegenden Capillaren schon weit zahlreicher waren, als die Organisation überhaupt bedingte, geschweige den ersten Anfangsstadien einer solchen zukam. Es zeigte sich also, dass die Ueberproduction von Gefässen schon zu der Zeit vorhanden war, in welcher die Fibrinexsudation auf die Innenfläche erfolgte.

In einem weiteren Präparate, das ich später selbst untersuchte, lag das Verhältniss des Fibrinhäutchens zu den wuchernden Capillaren noch klarer. Ich muss zuvor kurz auf die normal-anatomischen Verhältnisse der harten Hirnhaut eingehen[1]). Die Dura besteht aus mehreren Schichten derber Bindegewebsfibrillen. Die Richtung der Fibrillen ist in den einzelnen Schichten verschieden. Die Gefässe dringen von der ostalen Seite her in die Dura ein, und vertheilen sich in immer feiner werdende Aeste zwischen die Fibrillen der Dura. So gelangen sie an die Innenfläche der Hirnhaut und breiten sich dort aus zu einem zierlichen Netz von Capillaren. Dieses Capillarnetz ist nach Key und Retzius von einem feinem, structurlosen Häutchen bedeckt, auf welchem dann das Epithel aufsitzt. Laurent fand nun, dass man sich diese Capillarschicht darstellen kann, wenn man von einem seichten Einschnitt aus eine dünne Lage der innersten, fibrösen Duraschicht gewaltsam abzieht, mit kernfärbenden Mitteln behandelt und untersucht. Man erblickt dann bei richtiger Einstellung des Mikroskops das Capillarnetz, durch seine Kerne deutlich gemacht, auf der fibrösen Lage. Das Abziehen der fibrösen Schicht gelingt leicht bei Objekten, die in Drittel-Alkohol gehärtet sind, aber auch bei solchen die in starkem Spiritus oder Formalin conservirt waren. An den Rändern des abgezogenen Fetzens steht manchmal die Capillarschicht, wenn auch in sehr geringer Breite, als ganz zartes Häutchen über.

Gehen wir nun zu dem in Rede stehenden Fall zurück, so handelte es sich um eine Dura, auf deren Innenfläche ein grauer mit einigen blutrothen Fleckchen durchsetzter Belag zu sehen war. Im frischen Zustand sowohl, wie nach der Härtung liess sich feststellen, dass der Belag aus Fibrin bestand, und die Gefässe in demselben waren sehr spärlich. Die Fibrinschicht wurde nun abgehoben und dann an den Stellen, an denen sie gelegen, die innerste fibröse Lamelle, wie oben beschrieben, entfernt. Bei diesem Vorgang zeigte sich, dass die Capillarschicht der Dura sich leichter löste, als in der Norm, denn sie stand in sehr viel

---

[1]) Nach Key und Retzius. Studium der Anatomie des Nervensystems und des Bindegewebes. Stockholm 1875.

grösserer Breite an den Rändern des Fetzens über, als dies bei den vielen in gleicher Weise untersuchten normalen Hirnhäuten jemals der Fall gewesen war. Mikroskopisch zeigte sich dann auch, dass die Gefässe dieser Capillarschicht zahlreicher waren als in der Norm und ein grösserer Kerngehalt in der Umgebung der Capillaren war ebenfalls erkennbar.

Man sieht also auch hier wieder aufs Deulichste, dass in den ersten Anfängen eine fibröse Exsudation nicht allein vorliegt, sondern, dass man schon immer gleichzeitig, sei es in der abhebbaren Membran, sei es in der Capillarschicht der Dura productive Vorgänge vor sich hat, und es zeigte der Vergleich mit entsprechend frühen Stadien der traumatischen Fälle (van Vlentens Fall 1 und 2 wurden daraufhin geprüft), dass in diesen die Capillarschicht weder sich leichter abheben liess, noch mikroskopisch verändert erschien.

Die Bedeutung des fibrinösen Exsudates als Beginn der ganzen Duraerkrankung wird aber noch dadurch in Frage gestellt, dass man Anfangsstadien antrifft, in dem von einem fibrinösen Exsudat keine Rede sein kann. Mir liegt eine Dura vor, welche auf ihrer Innenfläche eine in grösseren Flecken verbreitete, äusserst zarte gelblich-bräunliche Auflagerung zeigt, die sich als feines Häutchen abheben lässt. Das letztere besteht aus zahlreichen, netzförmig angeordneten breiten Capillaren und einem sehr zarten, mässig kernreichen Bindegewebe. Pigment ist reichlich vorhanden, die pigmententhaltenden Zellen sind mit grosser Regelmässigkeit parallel dem Verlauf der Capillaren angeordnet. Fibrin ist auch nach der Weigertschen Methode nicht nachweisbar. An Stellen, an denen die Dura unverändert erscheint, lässt sich die Capillarschicht mit den Durafibrillen sehr leicht abziehen. Ihre Capillaren sind sehr zahlreich, auch in ihr findet sich etwas Pigment.

Man wird anerkennen müssen, dass die äusserst zarten Membranen für ein junges Stadium des Krankheitsprocesses sprechen. Wollte man sagen, dass hier das Fibrin-Exsudat bereits organisirt und daher nicht mehr nachweisbar sei, so muss ich dem gegenüber auch wieder geltend machen, dass die Membran durch Art und Zahl ihrer Capillaren, durch die Form ihrer bindegewebigen Grundlage sich nicht als eine aus Organisation hervorgegangene erweist.

Dasselbe Präparat giebt mir noch Veranlassung auf einen

anderen Punkt einzugehen. Wenn man nämlich an Stellen, an denen der feinhäutige Belag abgezogen war, die innersten fibrösen Schichten der Dura entfernt, so vermisst man auf ihnen die Capillarschicht. Andererseits zieht sich an nicht vorher verletzten Stellen die dünne pachymeningitische Membran in derselben Weise mit den Duraschichten ab, wie sonst die Capillarschicht. Membran und Capillarschicht sind also in diesem Falle ein und dasselbe.

Die Vermuthung, die sich an diese Beobachtung knüpft, nämlich, dass die Wucherung und Entwickelung der pachymeningitischen Membran von der Capillarschicht der Dura ausgeht, war mir schon aufgetaucht durch die Aehnlichkeit, welche vielfach die dünnen Membranen mit dieser Schicht zeigen; sowohl in ihrer Gefässanordnung, wie in dem zarten, oft fast structurlosen Bindegewebe sind die pachymeningitischen Häute vielfach der Capillarschicht ganz analog. Ferner spricht dafür folgender Umstand: Hebt man Membranen, in denen grössere Blutungen nicht vorhanden sind, und die sich leicht von der Dura lösen, weitere Strecken ab, so erscheint die Dura darunter meist intact; es lässt sich aber an den fibrösen Duraschichten, die man an solchen Stellen abzieht, nachweisen, dass ihnen die Capillarschicht fehlt, oder dass sie nur in einzelnen Fleckchen die Dura bedeckt. Dazu kommt, dass man in solchen Fällen, in denen die Pachymeningitis nicht über die ganze Dura verbreitet ist, zwar nicht immer, aber manchmal schon Veränderungen in der Capillarschicht nachweisen kann, die in einem grösseren Gefässreichthum, in einem vermehrten Kerngehalt und in dem Auftreten von Blutpigment bestehen.

Ich möchte dann noch kurz erwähnen, dass mit der Annahme, dass die Entwickelung der pachymeningitischen Membran ihren Ausgang von der Capillarschicht nehme, noch einige anderweitige Eigenthümlichkeiten der Pachymeningitis in Einklang stehen. Zunächst wäre in dieser Beziehung die lockere Verbindung der Membranen mit der Dura zu erwähnen. Zwar haftet auch die junge aus einem sich organisirenden Blutcoagulum entstandene Membran nicht sehr fest auf ihrer Unterlage, die älteren und dickeren Membranen aber hafteten fester, und bekannt ist, in wie fester Verbindung schliesslich die Schwarten bei der Entzündung der serösen Häute stehen.

Die pachymeningitischen Membranen sind dagegen nach der übereinstimmenden Beschreibung aller Beobachter nur durch vereinzelte Gefässe mit der Dura in Verbindung, und ihre Verschieblichkeit auf der Dura ist vielfach und selbst bei alten Membranen eine so grosse, dass sich an den Präparaten die häutige Neubildung schon ohne besondere Manipulationen in grösserer Ausdehnung von ihrer Unterlage abhebt. Handelte es sich bei der Pachymeningitis im Wesentlichen um eine Organisation eines Exsudats, so wäre nicht einzusehen, warum die Membran nicht mit anfänglich feinen, aber sehr zahlreichen Gefässchen fixirt wäre, und warum sie nicht in älteren Stadien regelmässig eine festere Verbindung mit ihr einginge. Nehmen wir dagegen an, dass die Entwickelung der pachymeningitischen Wucherung von der Capillarschicht der Dura ausgeht, so liegt die Erklärung obiger Thatsache auf der Hand. Denn an verhältnissmässig wenigen Stellen treten die Gefässe aus dem Inneren der Dura, um sich an der inneren Oberfläche derselben zu einer Lage Capillaren auszubreiten. Wuchert diese Lage, so lockert sie sich schon — wie ich gezeigt habe — im Anfangsstadium etwas und sie kann später, wenn nicht Complicationen hinzutreten, einzig an diesen Gefässen, wie an Stielen befestigt sein.

Ueberhaupt darf man sich nicht vorstellen, wie das z. B. Rindfleisch thut und wie das auch für die Organisationstheorie selbstverständlich sein muss, dass bei dickeren Membranen, die der Dura zunächstliegenden, die ältesten, fibrösen und gefässarmen sind. In Membranen, bei denen die Blutungen keine grosse Ausdehnung genommen haben, findet man Gefässreichthum und Bindegewebsentwickelung in allen Theilen nahezu gleich. Manchmal glaubte ich, in den der Dura zunächst gelegenen den grösseren Gefässgehalt zu finden. Ja selbst bei einem alten Haematomsack gelang es mir in der Tiefe der Auflagerungen, also der Dura zunächst eine dünne Lage von Häutchen abzuziehen, die gegenüber den weiter oben liegenden nicht nur zahlreichere, sondern auch weitere und kräftigere Capillaren zeigten.

Gleichwohl muss ich sagen, dass im Allgemeinen die Blutungen diese Verhältnisse stark verwischen können, wie wir denn überhaupt daran festhalten müssen, dass die Blutungen ein anderweitiges Moment in die Entwickelung der Membranen hineinbringen. Ich habe dies bisher aus meinen Betrachtungen ausgeschaltet, im Interesse einer übersichtlichen Darstellung. Es ist aber schon ohne Weiteres anzunehmen, und man kann sich eventuell leicht davon überzeugen, dass die bei der Pachymeningitis secundär entstehenden Blutextravasate ebenfalls organisirt werden. Sie unterliegen denselben Gesetzen, wie jede andere Blutung und wir sehen die Folgezustände der Organisationsbestrebungen in den pachymeningitischen Membranen ebenso auftreten, wie bei den gleichen Vorgängen unter anderen Bedingungen oder an anderen Körperstellen. Durch die Organisation der Blutungen werden aber vielfach die Unterschiede zwischen den traumatischen Fällen und denen spontaner Pachymeningitis verwischt, und es kommt daher, dass die Besonderheiten der pachymeningitischen Wucherung nicht an jedem Object demonstrirbar sind. Hervorzuheben ist auch noch, dass das in Anfangsstadien oft vorhandene fibrinöse oder fibrinöshämorrhagische Exsudat zu organisirender Thätigkeit Veranlassung geben kann, und dass auf diese Weise auch zarte, junge Membranen sich denen ähnlich verhalten können, die man bei der Entzündung der serösen Häute sieht.

Dies alles spricht indessen nicht gegen meine Auffassung von der Histogenese der Pachymeningitis, es ist vielmehr nur geeignet, die gesammten Erscheinungen dieser Erkrankung klarer erkennen zu lassen.

Es genügt für meine Beweisführung festgestellt zu haben, dass es theils regelmässig, theils häufig zu beobachtende Erscheinungen bei der Pachymeningitis giebt, die nicht erklärbar sind, wenn man die Membranbildung allein auf eine Organisation extravasirter Massen bezieht. Es gelang zu zeigen, dass wir eine von vorneherein einsetzende, selbständige, active Wucherung gewisser Schichten der harten Hirnhaut annehmen müssen. Organisationsvorgänge können in einzelnen Fällen gänzlich ausbleiben, in anderen spielen sie eine mehr oder weniger grosse Rolle. Mag man sie im Bilde der Pachymeningitis auch selten ganz vermissen, so ist doch das, was dem Erkrankungsprocess sein charakteristisches und eigenthümliches Gepräge verleiht, was ihn von ähnlichen anderen Vorgängen unterscheidet in der hyperplastischen Wucherung der Gefässschicht der Dura begründet.

Discussion.

Ziegler hält daran fest, dass die Membranbildung der Pachymeningitis mit Fibrinabscheidungen beginnen kann. Hierauf weist der Befund von zarten Fibrinschichten hin, in welchen sich nur ganz spärliche Fibroblasten und neugebildete Blutgefässe befinden. Der besondere Bau der pachymeningitischen Membranen lässt sich dadurch erklären, dass die Dura einen von den serösen Häuten verschiedenen Bau besitzt. Die Gefäss- und Bindegewebsneubildung beschränkt sich auf umschriebene Stellen und dringt von da aus in die Fibrinauflagerung ein. Ob der Process immer mit Fibrinabscheidungen beginnt, lässt sich nicht entscheiden.

---

2. Herr Marchand - Marburg.

Ueber die bei Entzündungen in der Peritonealhöhle auftretenden Zellformen[1]).

1. Normale Verhältnisse.

Vor den pathologischen Veränderungen müssen zunächst die normalen Elemente des Netzes, an welchem die Beobachtungen vorzugsweise angestellt wurden, besprochen werden.

Die Untersuchungen wurden an menschlichen und thierischen Foeten, sowie an neugeborenen und älteren Kindern und an Thieren verschiedenen Alters ausgeführt.

Bei jüngeren Foeten, z. B. vom Rind, von 13 cm Länge, besteht das noch gallertige Netz ausser den Deckzellen der Oberfläche aus dicht gedrängten, spindelförmigen und verästelten Zellen, die sich in Fibrillen auflösen; von den Ausläufern gehen auch seitlich Fasern ab, die sich oft zu feinsten Häutchen verbreitern. Die Zellen durchkreuzen sich vorwiegend in zwei Richtungen. Zwischen den Zellen verlaufen auch spärliche Fasern, die nicht nachweisbar mit Zellen zusammenhängen, doch glaubt der Vortragende nicht, dass diese Fasern ausserhalb von Zellen entstanden sind. Die Kerne der spindelförmigen Zellen sind länglich rund. In der durchsichtigen Grundsubstanz kommen ausserdem rundliche und unregelmässig gestaltete Zellen mit rundlichen, dunkler sich

---

[1]) Mit Vorlegung zahlreicher Abbildungen und mikroskopischer Präparate. Die mitgetheilten Untersuchungs-Ergebnisse sind theilweise bereits in den Sitzungsberichten der Gesellschaft zur Beförderung der gesammten Naturwissenschaften zu Marburg, Mai und August 1897, veröffentlicht.

färbenden Kernen und zahlreichen hellen Vacuolen im Protoplasma vor. Diese Zellen haben oft kurze, abgerundete Fortsätze, sie machen den Eindruck von Wanderzellen, doch konnte ich mich noch nicht mit Sicherheit von Bewegungserscheinungen im frischen Zustande überzeugen. Obwohl die Kerne sich im Allgemeinen von denen der Bindegewebszellen durch dunklere Tinction, mehr rundliche Form und geringere Grösse unterscheiden, so kommen doch auch Uebergangsformen vor; es ist daher nicht unmöglich, dass ursprünglich beide Zellarten der gleichen Herkunft sind.

Bei älteren Foeten (Rind von 40 cm) sind die Spindelzellen viel weiter auseinandergerückt, kleiner; dazwischen verlaufen, hauptsächlich in zwei Richtungen sich durchkreuzend, zahlreiche Fibrillenbündel. Im Zwischengewebe liegen zerstreut, aber weit zahlreicher als anfangs, kleinere Rundzellen mit rundem Kern, ganz von der Beschaffenheit der Lymphocyten. Bei älteren Embryonen, neugeborenen Kindern und Thieren, sowie bei Kindern in den ersten Lebensmonaten sind von besonderem Interesse die Taches laiteuses Ranvier's, dichte, meist umschriebene Zellanhäufungen in der Umgebung der Gefässe, in denen Ranvier gefässbildende Zellen und lymphoide Zellen unterschied, während François, der diese Gebilde zuletzt besonders eingehend untersuchte, die sie zusammensetzenden Zellen für Bindegewebszellen erklärte, die nach seiner Ansicht sogar die sämmtlichen Elemente der Gefässwand ausser den Endothelzellen liefern sollten.

Diese Elemente haben nach meinen Untersuchungen eine recht vielseitige Bedeutung, und scheinen, wie aus vielfachen Uebergängen zu schliessen ist, derselben Natur zu sein, wie die vorhin erwähnten isolirten Zellen. Nicht immer bilden dieselben grössere, knötchenartige Haufen, sondern, und zwar schon bei jüngeren menschlichen Embryonen, schmale Zellreihen, welche die Gefässe begleiten, oder kleine, den Gefässen anliegende Gruppen von rundlichen und polyedrischen Zellen mit grossem, rundem oder länglichem Kern mit mehreren grossen Chromatinkörnern. Das Protoplasma ist homogen oder feinkörnig und zeigt oft Formen wie bei sich bewegenden Wanderzellen. Mit Eosin färbt sich dasselbe diffus röthlich. Der Kern ist nicht selten eingeschnürt, gelappt. Die Zellen gleichen oft vollständig den grossen, mononucleären Leukocyten; auch findet man nicht selten innerhalb derartiger Zellhaufen genau dieselben Zellen im Innern der Capillargefässe. Neben diesen Zellformen finden sich nicht ganz selten vielkernige Protoplasmaklumpen, Riesenzellen, neben der Gefässwand; ausserdem grosse rundliche und länglich runde Zellklumpen mit sehr vielen Kernen, welche aus Riesenzellen hervorgegangen zu sein scheinen, aber zwischen den einzelnen Kernen hier und da Zellgrenzen erkennen lassen.

Zwischen den grösseren Zellen mit grossen Kernen finden sich ziemlich zahlreiche, kleine, lymphoide Zellen mit dunkel gefärbtem, rundem oder auch eingeschnürtem Kern und spärlichem Protoplasma.

Ferner beobachtete ich bei einem normalen menschlichen Neugeborenen eine besonders interessante Erscheinung, nämlich das Vorhandensein dicht gedrängter kernhaltiger rother Blutkörperchen, welche allem Anschein nach aus denselben Elementen hervorgegangen waren, da sie die gleiche Anordnung zeigten und sich nur durch ihren Hämoglobingehalt (besonders bei der Färbung mit Ehrlich's Triacid) von jenen unterschieden. Sie bildeten entweder unregelmässige grössere Haufen oder Längsreihen neben den Gefässen. Nach aussen sind diese Reihen durch eine feine Linie mit einigen länglichen Kernen abgegrenzt. Die hämoglobinhaltigen Zellen haben kleine, sehr intensiv gefärbte Kerne, nicht selten in mitotischer Theilung; sie verhalten sich genau wie die kernhaltigen rothen Blutkörperchen jüngerer Embryonen; sie gehen in kernlose rothe Blutkörperchen über, welche zwischen den kernhaltigen liegen; dazwischen finden sich nicht selten freiliegende dunkle Kerne, allem Anschein nach aus dem Zellkörper ausgetreten, sodann grosse Zellen mit ungefärbtem Protoplasma, welches mehrere derartige Kerne einschliesst. Jedenfalls muss also der Austritt der Kerne bereits im lebenden Zustand erfolgt sein. Einzelne kernhaltige rothe Zellen finden sich auch im Innern der Capillargefässe in der nächsten Nachbarschaft. Da die kernhaltigen Zellen sicher extravasculär entstehen, so müssen sie von aussen in die Blutbahn gelangt sein, ähnlich wie die vorher erwähnten grossen farblosen Elemente.

Die beschriebenen Zellformen, die rundlichen und unregelmässig gestalteten Zellen mit runden Kernen, die Riesenzellen, die Uebergänge zu kleinen Lymphocyten-ähnlichen Zellen, sowie zu kernhaltigen rothen Blutkörperchen entsprechen ganz den von

Saxer[1]) als primäre Wanderzellen bezeichneten Elementen, welche an den verschiedensten Stellen des Embryonalkörpers gefunden, und als Mutterzelle rother und farbloser Blutkörperchen erkannt wurden.

Während aber an diesen eine Beziehung zu Bindegewebs-Zellen nicht nachzuweisen war, lässt sich am Netz ein Zusammenhang der Zellhaufen mit den Adventitiazellen der Gefässe, also Bindegewebszellen, vielleicht besonderer Art, nicht verkennen.

Viele Zellen, die von den übrigen rundlichen und polyedrischen durchaus nicht zu unterscheiden sind, lösen sich an der Peripherie der Zellhaufen ab, sie werden langgestreckt, spindelförmig, jedoch zunächst mit kurzen, abgerundeten Ausläufern. Sie scheinen sich an das Endothelrohr der jungen Capillargefässe anzulegen und verhalten sich dann wie platte, an den Enden spitz zulaufende Adventitialzellen.

Die Gefässbildungszellen (Cellules vasoformatives von Ranvier) sind dagegen von jenen Elementen verschieden. Sie gehen, wie dies bereits Saxer gezeigt hat, nur aus einer Sprossenbildung der Gefässwand hervor und hängen oft durch sehr feine, lange Ausläufer mit dieser zusammen.

Eine eigenthümliche Anordnung, welche von Ranvier ebenfalls beobachtet und mit der Rückbildung von Lymphgefässen in Verbindung gebracht wurde[2]), und die Vortragender bis jetzt besonders bei jungen Hunden und menschlichen Foeten fand, besteht in der Bildung rundlicher und länglicher cylindrischer Zellhaufen, die sich sodann in Hohlräume umwandeln. Die Wand entsteht aus den peripherischen Zellen, während die beschriebenen rundlichen und polyedrischen Zellen den Inhalt bilden. Derartige blind endende Zellschläuche verlaufen neben den Gefässen.

Besonders zu erwähnen ist hier sodann noch eine Zellform, die von Ranvier als Clasmatocyten bezeichnet, und auf ausgewanderte und sessil gewordene, stark vergrösserte Leukocyten

---

[1]) Untersuchungen über die Entwickelung der Lymphdrüsen und die Entstehung der rothen und farblosen Blutkörperchen. Anatomische Hefte von Merkel und Bonnet, XIX, 1896.

[2]) Ranvier beschrieb solche vom grossen Netz einer neugeborenen Katze und vom Mesenterium von Schweine-Embryonen (Morphologie et Développement des vaisseaux lymphatiques chez les mammifères, Archives d'anatomie microscopique). Th. 1, p. 69, 1897.

zurückgeführt worden ist[1]). Diese Zellen sind bei uns lange ziemlich unbeachtet und räthselhaft geblieben und haben, wie es scheint, einige Verwirrung verursacht. Ranvier legte ihnen eine besondere Bedeutung bei der Entzündung bei, indem er ihnen die Fähigkeit zuschrieb, wieder Eiterkörperchen zu produciren. Es sind langgestreckte, auch verästelte Zellen mit körnigem Protoplasma und vielen Vacuolen, länglich rundem Kern. Vom Zellkörper lösen sich nicht selten kleine Bruchstücke ab, die neben den Ausläufern liegen bleiben. (Daher der Name Clasmatocyten.)

Die Clasmatocyten sind nichts anderes als Bindegewebs-Elemente und gleichwerthig mit den adventiellen Zellen der Gefässe. Man findet alle Uebergänge von den spindelförmigen, platt anliegenden zu den verästelten langgestrekten Zellen. Besonders schön sieht man sie an dem Netz junger Thiere (z. B. Kaninchen von einigen Tagen, Meerschweinchen), wo sie neben den jungen Sprossen der Gefässe liegen, anscheinend mit ihnen vorrückend, ausserdem aber in derselben Form auch in grösserer Entfernung von den Gefässen. Bewegungserscheinungen sind nicht zu erkennen; wenn sie vorhanden sind, was aus der vielgestaltigen Form zu entnehmen ist, müssen sie sehr langsam sein. Neben diesen langgestreckten Zellen finden sich nicht selten runde Zellen von der Beschaffenheit von Blut-Leukocyten, bei jungen Meerschweinchen oft eosinophile Zellen. An den Bindegewebszellen, welche in Folge ihrer grossen Gestaltverschiedenheiten, ihrer zarten unregelmässigen Begrenzung ganz wie Wanderzellen aussehen können, finden sich nicht selten Mitosen (so z. B. beim neugeborenen Kinde).

2. Entzündliche Veränderungen.

Als Entzündungs-Erreger wurden vorzugsweise kleine Fremdkörper in steriler Aufschwemmung in die Bauchhöhle von Meerschweinchen injicirt; 1. Lycopodiumkörner (welche Vortragender nach dem Vorgang von H. Martin schon im Jahre 1888 benützt hatte), ferner, nach Muscatello, Stärkekörner (nach Sterilisirung mit Alkohol), auch Carmin. Das überlebende, auf dem Objectträger in Kochsalzlösung ausgebreitete Netz wurde bei Erwärmung in dem Pfeiffer'schen Wärmeschrank beobachtet, ausserdem wurde das Netz

[1]) Comptes rendus de l'Académie des sciences 27. 1. 1890, p. 165, vol. 112, 1891, p. 688, p. 922.

auf dem Objectträger unmittelbar nach der Herausnahme in Sublimat, Zenker'scher Flüssigkeit, Flemming'scher Lösung fixirt und mit Hämatoxylin-Eosin, Pikrinsäure — S. Fuchsin, Triacid gefärbt. Besonders empfehlenswerth ist auch die nachträgliche Färbung der vorher lebend beobachteten Objecte, da die Beobachtung im frischen, ungefärbten Zustand allein leicht Verwechselungen der verschiedenen Zellformen zulässt. Sorgfältig hergestellte Präparate dieser Art übertreffen an Klarheit und Uebersichtlichkeit bei weitem die Schnittpräparate, was besonders gegenüber einer Aeusserung von Hinsberg hervorgehoben werden mag.

Die zelligen Elemente aus der Bauchhöhle wurden theils lebend in der Wärme beobachtet, theils am Deckglase in den genannten Flüssigkeiten fixirt, entweder unmittelbar nach der Entnahme aus der Bauchhöhle, oder nach vorausgegangener Erwärmung in hängenden Tropfen, oder unter dem gestützten Deckglase.

Deckzellen (Endothelzellen).

Die Veränderungen der Deckzellen des Netzes nach der Einwirkung von Entzündungs-Erregern (Argentum nitricum) sind bereits mehrfach studirt worden (Ranvier, Cornil, Kundrat, Toupet), abgesehen von der Untersuchung an Schnittpräparaten bei der Einheilung poröser Fremdkörper und anderen Endzündungsprocessen.

Die Deckzellen schwellen frühzeitig an, werden körnig, vacuolär, sie ballen sich zu rundlichen Körpern zusammen, während andere in spindelförmige und sternförmig verästelte Formen übergehen, welche sehr deutlich, aber sehr fein fibrillär sind und in feine Fasern auslaufen. Bei Gegenwart von Lycopodium-Sporen sieht man am zweiten und dritten Tage derartige zarte Zellen ihren ursprünglichen Standort verlassen und sich an die Fremdkörper anlegen, welche sie unter Bildung mehrkerniger Klumpen einschliessen. Mitosen sind in den Deckzellen an ungefärbten Präparaten (mit Essigsäure), sowie an gefärbten am zweiten und besonders am dritten Tage schon ziemlich reichlich wahrzunehmen. Diese Veränderungen lassen sich theilweise schon am frischen, überlebenden Präparat beobachten, oft ist indess eine sichere Unterscheidung der Deckzellen von den später zu erwähnenden Formen sehr schwierig, und selbst am gefärbten Object ohne genaue Kenntniss der übrigen Zellformen nicht leicht. Die erwähnten französischen Autoren haben die Trennung der verschiedenen Zellarten nicht durchzuführen vermocht, und namentlich eine Umwandlung der Deckzellen in „Eiterkörperchen“ angenommen, welche mit Sicherheit auszuschliessen ist. Sehr viel schwieriger ist die Unterscheidung von den grosskernigen Wanderzellen (Phagocyten). Im Allgemeinen zeichnen sich die Deckzellen durch die beträchtliche Grösse ihrer Kerne und der Nukleolen, sowie der Mitosen aus.

Vielfach ist die Frage erörtert worden, ob die Deckzellen der serösen Häute fibrilläres Bindegewebe zu bilden fähig sind oder nicht. Man darf sich bei der Beantwortung dieser Frage nicht durch entwickelungstheoretische Rücksichten leiten lassen, denn die Basis der Theorie ist unsicher[1]). Die Beobachtung ist hier allein entscheidend.

Kundrat hat wohl als Erster (1871) die Entwickelung des Bindegewebes bei der chronischen Entzündung der serösen Häute auf die Deckzellen (Endothelzellen) zurückzuführen gesucht, hat allerdings dabei die Betheiligung des tieferen Gewebes unterschätzt. Ranvier bezeichnete die fibrillär gewordenen spindel- und sternförmigen Zellen der Oberfläche als Bindegewebszellen, welche aber später wieder zu „Epithelzellen“ (Deckzellen) werden können. Marchand hat bei den Untersuchungen über die Einheilung der Fremdkörper eine Betheiligung der Deckzellen bei der Neubildung des jungen Gewebes im Fremdkörper angenommen, jedoch war die Unterscheidung von anderen, in den Fremdkörper hineinwuchernden Bindegewebs-Elementen nicht sicher durchzuführen. Graser, Roloff, neuerdings Borst haben sich für die Betheiligung der Oberflächenzellen an der Bindegewebsbildung ausgesprochen, Andere, z. B. v. Büngner, neuerdings Hinsberg, dagegen. Bei der sogenannten Organisation der fibrinösen Exsudate der serösen Häute ist die Betheiligung der Deckzellen bei der Bindegewebsbildung ebenfalls streitig. Gewöhnlich kann man das aus der Tiefe hervorwuchernde gefässhaltige Bindegewebe deutlich von den Deckzellen der Oberfläche unterscheiden, welche bei der Wucherung ein epithelähnliches Aussehen behalten und die Oberflächen und Hohlräume des neugebildeten Gewebes auskleiden; es giebt indess Fälle, (von

---

[1]) Wenn z. B. der neueste Autor über diese Frage, Hinsberg (Virchow's Archiv, Bd. 152, S. 403) als Vertreter der „Epitheltheorie“ ausser Hertwig, His und Waldeyer anführt, so ist die entwickelungsgeschichtliche Grundlage seiner Anschauung nicht gerade sehr sicher zu nennen.

denen der Vortragende ein Beispiel vorlegt), in welchen die Deckzellen der Serosa (Pericardium) sehr erhebliche, von der eigentlichen Serosa ganz getrennte Wucherungen bilden und sich dabei in Fibrillen auflösen. Neuerdings hat sich besonders Cornil für die Betheiligung der Endothelzellen der Serosa bei der Bindegewebsbildung ausgesprochen.

An den Flächen-Präparaten des Netzes kann man sich mit völliger Sicherheit davon überzeugen, dass die Deckzellen frühzeitig fibrillär und verästelt werden. Besonders deutlich ist die Auflösung des Zellkörpers in feine Fäserchen auch nach der Einführung von Stärke nachzuweisen. Schwieriger ist die weitere Umwandlung zu verfolgen. Doch ist die vollständige Uebereineinstimmung der grossen, spindelförmigen und verästelten Zellen mit grossen Kernen und Nucleolen mit den früher vom Vortragenden beschriebenen spindelförmigen Zellen, welche in die porösen Fremdkörper einwandern und hier fibrilläres Bindegewebe bilden, unverkennbar. Ausserdem betheiligen sich die Deckzellen der Oberfläche an der Bildung der vielkernigen Riesenzellen, (Hamilton, F. Marchand, v. Büngner) welche die Fremdköper einschliessen, und sie bilden in Zeit von einigen Tagen eine neue Bekleidung mit platten Zellen an der Oberfläche.

Leukocyten.

Aus den Gefässen stammende Wanderzellen (Exsudatzellen, Eiterkörperchen) treten bei der Einführung kleiner Fremdkörper, besonders von Stärkekörnern und Carmin sowie anderen Schädlichkeiten sehr frühzeitig und sehr reichlich auf. Ihre Identität mit den mehrkernigen Leukocyten [1]) in den Gefässen lässt sich bei Meerschweinchen besonders leicht an den durch Triacid roth gefärbten feinen Granula erkennen. Eosinophile Zellen kommen sowohl inner- als ausserhalb der Gefässe ebenfalls vor, sind aber bei den entzündlichen Veränderungen verhältnissmässig sehr sparsam. Man kann die beim Austritt aus den Gefässen fixirten Leukocyten schon zwei Stunden nach der Einführung von Stärke-Aufschwemmung nachweisen; jedenfalls beginnt der Process der Auswanderung schon früher.

[1]) Der Ausdruck mehrkernige, polynucleäre Leukocyten wird hier für die gewöhnlichen Leukocyten gebraucht, wenn auch deren Kerne noch durch feine Fäden zusammenhängen. Die Zellen mit ganz getrennten, homogenen Chromatinkörnern sind Degenerations- und Zerfallsformen und können daher nicht als besondere Form von Leukocyten bezeichnet werden.

Im Laufe des ersten Tages nehmen die Zellen sehr erheblich zu, so dass sie die Oberfläche des Netzes stellenweise in dichten Haufen bedecken und in der schwachgetrübten Flüssigkeit in der Bauchhöhle in grosser Menge auftreten. Dass die polynucleären Leukocyten (Eiterkörperchen) in hohem Masse phagocytisch sind, ergiebt sich daraus, dass sie schon sehr frühzeitig sowohl Stärke- als Carminkörnchen in grosser Zahl aufnehmen, und mit denselben beladen in der Wärme die ausgiebigsten amöboiden Bewegungen machen. Fixirt man derartige Präparate am Deckglas, so kann man in dem verschieden gestalteten, flach ausgebreiteten Zellkörper durch Triacidfärbung die charakteristischen Granula und die durch feine Fädchen zusammenhängenden Kerne nachweisen. Dabei ist bemerkenswerth, dass ein Häufchen Carminkörner oft in einer hellen centralen Vacuole eingeschlossen ist. Im weitern Verlauf des Processes nehmen die Leukocyten an Zahl erheblich ab.

Die grosskernigen Wanderzellen (grosse Phagocyten, leukocytoide Zellen).

Nach Ablauf des ersten Tages treten immer reichlicher grössere Zellen im Exsudat und an der Oberfläche des Netzes auf, welche sich durch grössere, mehr bläschenförmige Kerne von den polynucleären Leukocyten unterscheiden. Sie stimmen der Form nach genau mit den grosskernigen Leukocyten des Blutes überein. Der Kern ist, wie bei diesen, rund oder eingekerbt; es kommen indess auch nicht selten Zellen vor, deren Kern vollständig eingeschnürt und getheilt ist; selbst eine Theilung in mehrere, 3—4—5 runde, bläschenförmige Kerne ist nicht ganz selten; doch sind auch diese Kerne durch ihre hellere Färbung und bedeutende Grösse in der Regel von denen der gewöhnlichen polynucleären Leukocyten unterschieden. Der Zellkörper ist frei von der für die letzteren charakteristischen Granulirung.

Die Beurtheilung dieser Zellen hat sehr viel Schwierigkeiten verursacht. Während man sie früher von den gewöhnlichen Eiterkörperchen überhaupt nicht trennte, hat man sie später theils als umgewandelte mehrkernige Leukocyten, theils als ausgewanderte einkernige Leukocyten, theils als Abkömmlinge der Endothelzellen oder anderer Elemente aufgefasst. Dabei sind Verwechselungen von Zellen verschiedener Herkunft nicht ausgeschlossen.

Die Annahme, dass diese grosskernigen Zellen aus den Gefässen stammen, gründete sich darauf, dass im Gefässlumen neben den polynucleären Formen ganz ähnliche, einkernige Zellen von verschiedener Grösse des Kerns und des Zellkörpers vorkommen, und dass eben solche zwischen den ausgewanderten mehrkernigen Zellen in der Nachbarschaft der Gefässe gefunden wurden. Oft sind die Gefässe sogar von einem dichten Mantel grosskerniger Zellen umgeben.

Die Untersuchung des in Entzündung versetzten Netzes ergiebt nun Folgendes:

Schon in den ersten (2—6) Stunden nach der Injection beobachtet man an den fixirten und gefärbten Präparaten Schwellung und Formveränderung an den, den Capillargefässen anliegenden Zellen, während gleichzeitig die Auswanderung mehrkerniger Leukocyten, und die Aufnahme der Stärkekörner durch dieselben in vollem Gange ist. Die Adventialzellen der Gefässe beginnen sich abzuheben, wobei sie nicht selten durch feine stielartige Fäden mit der Gefässwand in Verbindung bleiben; die neben den Gefässen freiliegenden Zellen zeigen zahlreiche Ausläufer; das Protoplasma vieler Zellen erhält eine zart granulirte, weiche Beschaffenheit und nimmt sehr an Umfang zu. An Stellen, wo gleichzeitig Diapedese rother Blutkörperchen eingetreten ist, findet man (schon nach 6 Stunden) solche in verschiedenen Stadien der Zertrümmerung in der weichen Protoplasmamasse eingeschlossen. Die Kerne der gewucherten Zellen sind noch kaum verändert, gross, länglich rund oder rund, mit grösseren Chromatinkörnern. Alle diese Zellen liegen noch zwischen den beiden Lagen der Deckzellen, deren Kerne an ihrer Grösse und der helleren Färbung leicht erkennbar sind.

Nach Verlauf einer etwas längeren Zeit (18—24 Stunden) ist bereits eine erhebliche Vermehrung und weitere Veränderung jener Zellen eingetreten, und zwar kann man sich überzeugen, dass diese Zunahme hauptsächlich von der nächsten Umgebung der Gefässe aus stattfindet. Während an einigen Stellen die grossen, protoplasmareichen und mit grossen runden oder länglichen Kernen versehenen Zellen durch lange feine Ausläufer, die sich an den Enden zuweilen in feinste Fibrillen auflösen, noch mit dem Bindegewebe in der Nähe der Gefässe zusammenhängen, finden sich zahlreiche freiliegende Zellen von rundlicher und polyedrischer Form, mit Kernen von der gleichen Beschaffenheit. Flach ausgebreitete und stark verästelte Formen fehlen ebenfalls nicht.

Diese Zellen erweisen sich in noch viel höherem Grade als die mehrkernigen Leukocyten, als Phagocyten. Schon am Ende

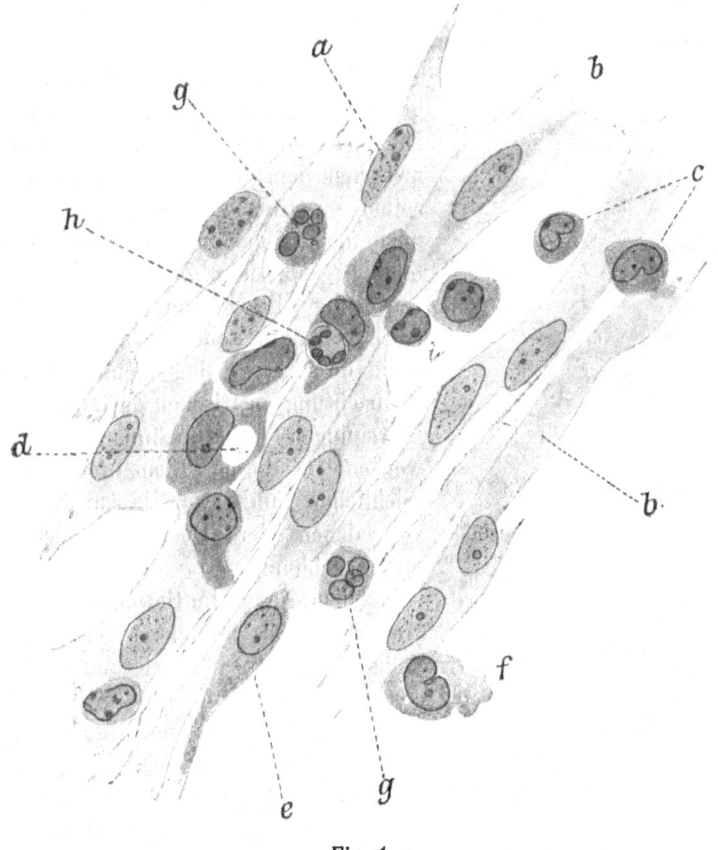

Fig. 1.

Netz eines Meerschweinchens 3 Tage nach Lycopodium-Injection in die Bauchhöhle; Färbung mit Haematoxylin-Eosin. Zeiss, Apochr. 2 mm, Oc. 6. Die Bälkchen (b) des Netzes sind etwas zusammengeschoben, die Deckzellen mit ihren Kernen (a) an der gezeichneten Stelle nicht verändert. In den Lücken und an der Oberfläche des Netzes treten zahlreiche, grosskernige Wanderzellen (leukocytoide Zellen) auf. c mittelgrosse Zellen mit einfachem, eingekerbten Kern; d grosse Zelle mit länglich-rundem Kern und einer Vacuole im Zellkörper; e spindelförmige Zelle derselben Art; f unregelmässig gestaltete Wanderzelle mit grossem, eingeschnürtem Kern; g zwei Zellen mit 4 kleinen, runden, bläschenförmigen Kernen, in der einen noch ein kleines Kernfragment; h grosse einkernige Zelle, welche einen polynucleären Leukocyten aufgenommen hat; i kleine einkernige Zelle von der Beschaffenheit eines sog. Lymphocyten.

des ersten Tages findet man bereits zahlreiche, Stärkekörner enthaltende Leukocyten von den grosskernigen Zellen aufgenommen, welche theils noch durch Fäden mit dem adventitiellen Gewebe verbunden sind, theils frei liegen. Mitosen kommen in diesem Stadium nur vereinzelt vor.

Nach Ablauf des zweiten und dritten Tages hat die Zahl der grossen, vielgestaltigen, nicht selten verästelten Zellen, welche überall verstreut zwischen den beiden Lagen der Deckzellen im Gewebe des Netzes liegen, noch mehr zugenommen. Die unregelmässig gestalteten Zellen gleichen in Bewegung begriffenen Wanderzellen, doch gelang es an den noch im Gewebe des Netzes liegenden Zellen bei Beobachtung im frischen Zustande nicht, Bewegungen wahrzunehmen. Mitosen werden in diesen Elementen immer reichlicher, und zwar lassen sie sich von denen der Deckzellen deutlich unterscheiden.

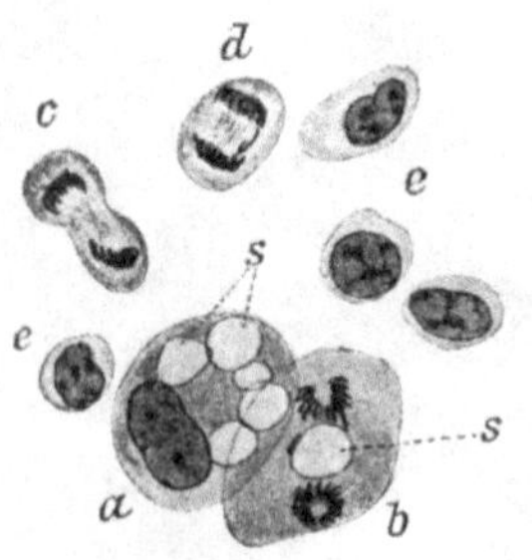

Fig. 2.

Stärke-Versuch von 3 × 24 Stunden Dauer.

Verschiedene leukocytoide Zellen vom Netz, theils aus dem Gewebe, theils von der Oberfläche. (Fixirung in Zenker'scher Flüssigkeit, Färbung mit Triacid; Zeiss, Apochr. 2 mm, Oc. 6).

a grosse Zelle mit länglichrundem Kern, welche 5 Stärkekörner (s) aufgenommen hat; b eine ähnliche Zelle in mitotischer Theilung, ein Stärkekorn zwischen den beiden Tochtersternen einschliessend; cd zwei kleine Zellformen mit Mitosen; e Zellen von der Beschaffenheit gewöhnlicher Lymphocyten.

Neben diesen, im Gewebe des Netzes (zwischen den Fibrillen) befindlichen Zellen kommen in überwiegender Menge die grösseren protoplasmareichen Elemente von kugeliger, abgerundet eckiger, länglich runder oder auch langgestreckt spindelförmiger Gestalt, in dichten oft epithelartigen Haufen an der Oberfläche des Netzes vor. Der Durchmesser beträgt bei den rundlichen Formen 0,01—0,015, bei den langgestreckten 0,05 und mehr, die Länge des Kernes 0,006—0,01, seine Breite 0,005—6 mm. Diese protoplasmareichen Zellen enthalten grösstentheils Stärkekörner, theilweise in grösserer Anzahl, 5, 6 und mehr, wodurch die Grösse des Zellkörpers natürlich erheblich zunimmt. Die Stärkekörner sind rundlich und eckig, zeigen aber keine deutlichen Zeichen einer beginnenden Zerstörung. Einzelne Zellen enthalten polynucleäre Leukocyten oder auch rothe Blutkörperchen in verschiedenen Stadien der Umwandelung. Einige der mit Stärkekörnern beladenen Zellen lassen gut ausgebildete Mitosen erkennen. (Fig. 2.)

Der Befund so zahlreicher freier Stärkekörner in den grossen Zellen, gegenüber den früher darin vorhandenen stärkehaltigen kleinen Leukocyten dürfte sich zum Theil durch eine bereits stattgehabte „Verdauung" der letzteren erklären.

Besonders bemerkenswerth ist das Vorkommen von Mitosen der verschiedensten Grösse bis zu den kleinsten rundlichen Zellformen, deren Durchmesser noch bis unter 0,006 mm herabgeht. Während der Durchmesser der grösseren Monaster ca. 0,01 mm beträgt, messen die kleineren kaum die Hälfte, die Tochtersterne entsprechend weniger. Man darf aus diesem Verhalten entnehmen, dass die grossen Elemente auf dem Wege fortgesetzter mitotischer Theilung kleinere Zellformen liefern, welche auch in ziemlich grosser Zahl zwischen den grösseren angetroffen werden.

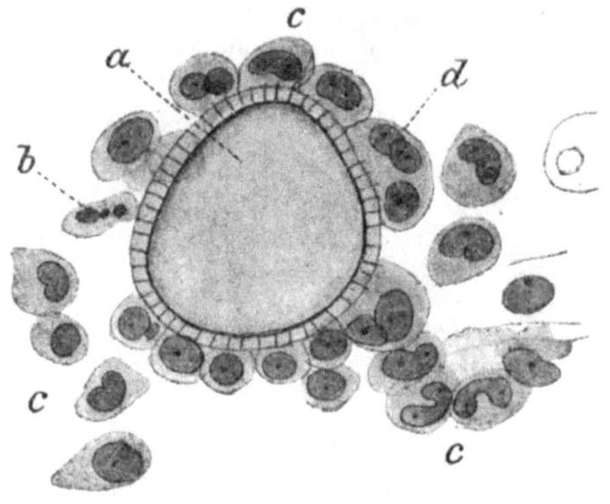

Fig. 3.

Ein Lycopodium Korn an der Oberfläche des Netzes (welches nicht mitgezeichnet ist), 2 × 24 Stunden nach der Injection. Schwach vergrössert.

Das Korn (a) ist mit zahlreichen, ein- und mehrkernigen leukocytoiden Zellen umgeben; b polynucleärer Leukocyt; d mehrkernige Zelle.

Wie weit diese Verkleinerung durch fortgesetzte Theilung in continuirlicher Weise geht, ist schwer zu bestimmen. Die Kerne der kleinsten protoplasmareichen Zellen sind nicht selten kleiner, als die der kleinen einkernigen Leukocyten in den Gefässen, denen sie auch im übrigen so vollständig gleichen, dass man leicht eine vollständige Reihe von Uebergängen von den ganz grossen, verästelten Formen bis zu den kleinen, einkernigen Lymphocyten herstellen kann. Andererseits finden sich Zellen von der letzteren Beschaffenheit in so unmittelbarer Nähe des Gefässlumens, dass man sehr zweifelhaft sein kann, ob diese nicht ausgewanderte Zellen sind.

Dieselben grosskernigen Zellen umgeben auch die Lycopodium-

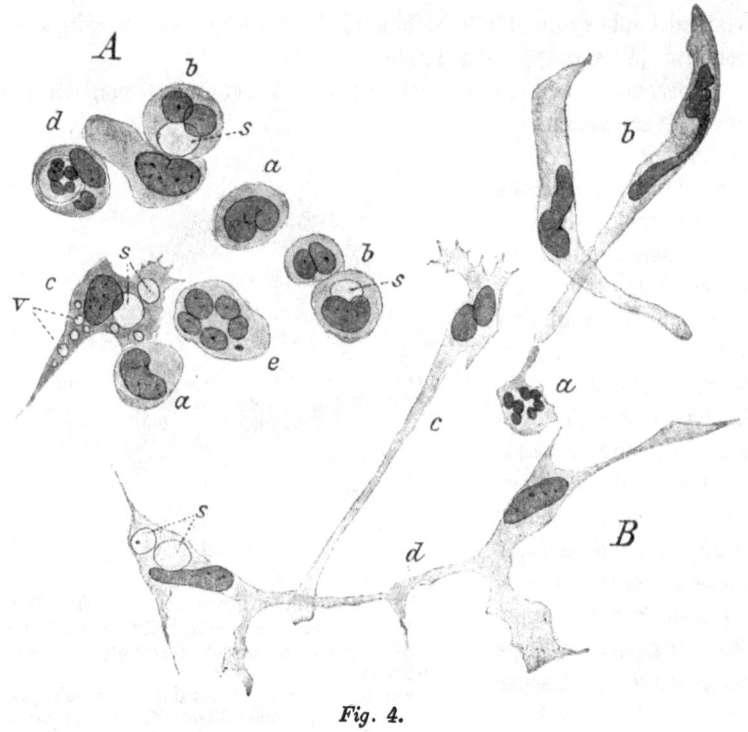

Fig. 4.

Grosse Phagocyten (leukocytoide Zellen) aus der Bauchhöhle eines Meerschweinchens, 48 Stunden nach Stärke-Injection. Apochr. 2 mm, Oc. 6.

A. Eine Gruppe von Zellen, fixirt am Deckglas mit Zenker'scher Flüssigkeit; Färbung mit Ehrlich's Triacid.

a Rundliche Zellformen mit eingeschnürtem Kern.

b Zwei ähnliche Zellen mit einem Stärkekorn, die eine mit 2 Kernen.

c Unregelmässig gestaltete Zelle, mit zahlreichen kleinen Vacuolen und 2 Stärkekörnern (s).

d Runde Zelle, welche einen polynucleären Leukocyten aufgenommen hat.

B. Eine Gruppe von Zellen derselben Herkunft, jedoch nach vorausgegangener Erwärmung unter dem Deckglas fixirt; zwei einkernige und 2 zweikernige Zellen derselben Art von sehr unregelmässiger Form, flach auf dem Glas ausgebreitet, die Zellkörper sind im natürlichen Zustand in Folge dessen sehr viel zarter und durchsichtiger. Eine Zelle (d) enthält 2 Stärkekörner. a Ein polynucleärer Leukocyt

Sporen, welche an der Oberfläche des Netzes haften, schon nach Ablauf des ersten Tages mit einem aus ein- und mehrkernigen Zellen bestehenden Mantel, ferner bilden sie ebenfalls vielkernige Riesenzellen, welche die Sporen einschliessen.

In der trüben schleimigen Flüssigkeit, welche sich nach der Stärkeinjection in der Peritonaealhöhle findet, sind dieselben grosskernigen Zellen vom 3. Tage an sehr reichlich zu finden, während die mehrkernigen Leukocyten an Zahl zurücktreten.

Am erwärmten Deckglas-Präparat lassen sich die lebhaften Gestaltveränderungen der grossen Zellen sehr gut beobachten. Häufig sind darin Leukocyten und Fremdkörper, Carmin, Stärke, eingeschlossen. Die Zellen lassen in der Nachbarschaft von Luftblasen ein lebhaftes Sauerstoffbedürfniss erkennen; man sieht, wie sie dem Rand der Luftblasen zustreben, die langgestreckten Zellkörper verkürzen sich allmählich und legen sich in Gestalt dicker Protoplasmakörper dem Rand der Luftblasen an. (Man beobachtet dabei zuweilen ganz zarte faden- und kolbenförmig verbreiterte Fortsätze, welche von dem Zellkörper aus sich ins Lumen der Blasen auf dem Glase erstrecken.)

Mit der Bildung der grossen Phagocyten ist die Thätigkeit der wuchernden Adventitialzellen noch nicht abgeschlossen; ein Theil der Zellen nimmt noch innerhalb des Netzes den Charakter sternförmiger Bindegewebszellen mit fibrillären Ausläufern an. Auch die papillären Bindegewebssprossen, welche nach einigen Tagen die Lycopodiumkörner einschliessen, gehen allem Anschein nach aus denselben Elementen hervor.

Andererseits spricht sehr viel dafür, dass auch die kleinen einkernigen Zellen, welche ganz den sogenannten Lymphocyten gleichen, durch fortgesetzte Theilungen von den grossen Zellen abstammen. Ferner finden sich einkernige Zellen von derselben Beschaffenheit des Kerns und des Protoplasmas in der nächsten Umgebung und in Lumen der Capillargefässe — eine Uebereinstimmung, die sowohl durch eine Auswanderung, als durch ein Hineingelangen der Zellen von aussen in die Gefässe erklärt werden könnte.

Da wir wissen, dass normalerweise die Leukocyten in den blutbildenden Organen von aussen in die Gefässe hineingelangen, so wäre, besonders mit Rücksicht auf das oben beschriebene Verhalten der Zellen in den perivasculären Zellhaufen des normalen Netzes, die Annahme nicht ganz unbegründet, dass bei einer reichlichen neuen Production derartiger Elemente im Laufe eines Entzündungsprocesses ein beständiger Zuwachs an Leukocyten durch Einwanderung in die Gefässe hinein stattfindet.

Die so deutlich hervortretende morphologische Uebereinstimmung der grosskernigen Phagocyten und der kleinen, einkernigen Zellen mit den entsprechenden Elementen des Blutes würde auf diese Weise — allerdings im anderen Sinne, als man bisher annahm — für einen Theil derselben auf einer thatsächlichen Identität beruhen. Der Vortragende hat, um dieses Verhältniss anzudeuten, für die besprochenen Zellformen die Bezeichnung „leukocytoide Zellen“ vorgeschlagen, welche man von den eigentlichen Exsudatzellen zu unterscheiden haben würde. Wie weit neben der extravasculären Entstehung jener Zellen eine Auswanderung mononucleärer Zellen stattfindet, ist noch genauer festzustellen.

Bei dieser Gelegenheit ist noch einer Zellform zu gedenken, welche zwar bei der acuten Entzündung der serösen Häute nicht auftritt, aber, wie es scheint, in vieler Beziehung sich ähnlich verhält, wie die „leukocytoiden“ Zellen, das sind die sogenannten Plasmazellen von Unna.

Unna bezeichnete bekanntlich mit diesem Namen die bei der sog. kleinzelligen Infiltration in den verschiedensten Geweben auftretenden Rundzellen, welche sich durch eine, bei Behandlung mit Methylenblau hervortretende, eigenthümliche Protoplasma-Granulirung auszeichnen. Die Grösse der Plasmazellen schwankt innerhalb sehr weiter Grenzen, ebenso auch die Grösse und das sonstige Verhalten der Kerne. Während die kleineren und mittleren Formen dieser Zellen einen einfachen Kern besitzen, der ganz dem der sog. Lymphocyten entspricht, und sich besonders durch einige grobe, der Membran anliegende Chromatinkörner auszeichnet, haben die grösseren Formen 2 bis 4 (selten mehr) Kerne von ähnlichem Verhalten, aber beträchtlicherer Grösse und deutlicherem Chromatinnetz. Diese Zellen finden sich in dichten Anhäufungen um die Gefässe in den tieferen Schichten der gewöhnlichen Wundgranulationen, und zwar ist die Anordnung hier derart, dass die grösseren Formen (die eigentlichen Plasmazellen) die Peripherie einnehmen, während in der Nähe der Gefässwand fasst ausschliesslich die kleineren, Lymphocyten-Formen vorhanden sind. Dieselben Zellen finden sich in der Gefässwand selbst und im Lumen, hier zusammen mit gewöhnlichen, polynucleären Leukocyten. In den oberflächlichen Schichten der Granulationen finden sich in den Gefässen und in ihrer Umgebung fast ausschliesslich polynucleäre Zellen, welche hier augenscheinlich in grosser Zahl auswandern und an die Oberfläche gelangen. Nach der Annahme Unna's sind die Plasmazellen eigenthümlich umgewandelte Bindegewebszellen, welche mit Leukocyten nichts zu thun haben, während nach Anderen, besonders Marschalko, diese Zellen umgewandelte, aus den Gefässen stammende Lymphocyten sind; auch konnten neben gewöhnlichen Leukocyten grössere Zellen mit der charakteristischen Granulirung in den Gefässen nachgewiesen werden. Die nahe Beziehung der Plasmazellen zu den Lymphocyten ist nicht zu bezweifeln; daher hat sich ausser Anderen auch C. Justi[1]) in einer aus dem Institut des Vortragenden hervorgegangenen Arbeit vor einiger Zeit der Ansicht von Marschalko angeschlossen. So sehr nun auch die ausgebildeten Plasmazellen von den eigentlichen Granulationszellen, Fibroblasten, verschieden sind, so ist doch nicht zu leugnen, dass in ihrem Verhalten zum Methylenblau gewisse Uebergänge zu anderen Elementen des Granulationsgewebes vorkommen, und dass auch die Kernformen nicht immer ganz sichere Unterschiede zeigen[2]).

Da man nun an Schnittpräparaten, auf deren Untersuchung sich die bisherigen Anschauungen über die Plasmazellen ausschliesslich gründen, wohl die Uebereinstimmung der Zellformen innerhalb und ausserhalb der Gefässe, aber nur unter besonders günstigen Verhältnissen die Richtung, in welcher eine Wanderung von Zellen stattfindet, erkennen kann, so ist auch hier die Möglichkeit nicht von der Hand zu weisen, dass extravasculär (vielleicht aus Adventitialzellen) entstandene leukocytoide Zellen nach der Umwandlung in kleine Lymphocyten in die Gefässe hineingelangen, so dass dem Blute auch hier beständig neue farblose Elemente zugeführt werden.

---

[1]) Ueber die Unna'schen Plasmazellen in den normalen und tuberculösen Granulationen. Virchow's Archiv, Bd. 150, 1897.

[2]) Nachträgl. Anmerkung. Der neueste Autor über die Plasmazellen, Krompecher (Ziegler's Beiträge, Bd. XXIV, p. 163, 1898) spricht sich zwar auch für eine Abstammung der Mehrzahl der Plasmazellen von Lymphocyten — zum Theil auch von polymorphkernigen und grosskernigen Leukocyten — aus, nimmt aber eine Umwandlung der Plasmazellen in spindelförmige Bindegewebszellen, also eine hämatogene Entstehung von Bindegewebe an.

Discussion.

Herr Ziegler ist auf Grund von Experimental-Untersuchungen, die theils von ihm selbst, theils von Anderen in seinem Institute ausgeführt worden sind, der Meinung, ein Beweis dafür, dass das Epithel der serösen Häute bei Entzündungen Bindegewebe producire, sei nicht erbracht. Soweit man die wuchernden Epithelzellen noch als solche erkennen kann, zeigen sie niemals Veränderungen, die auf die Production von Bindegewebe hinweisen. Die von Marchand beschriebenen sternförmigen und gestreiften Zellen sind nach seiner Anschauung nicht Epithelzellen, sondern Bindegewebszellen, welche oberflächlich liegen, also in das Niveau des Epithels hineinragen. Im Verlaufe von Entzündungen seröser Häute kommen allerdings Bilder vor, die man in dem Sinne deuten kann, dass Bindegewebe aus gewucherten Epithelzellen entsteht, allein, dass das wirklich der Fall ist, lässt sich nicht beweisen, und man kann mit eben so viel Recht annehmen, dass die Producenten des Bindegewebes Abkömmlinge früher im Bindegewebe gelegener Zellen sind.

Herr Marchand erwidert, dass die Umwandlung der Deckzellen in spindelförmige und sternförmige fibrilläre Elemente sich mit grosser Sicherheit nachweisen lässt, und zwar hält er daran fest, dass sich die Feststellung dieses Verhaltens an den Flächenpräparaten sehr viel sicherer entscheiden lässt, als an Schnittpräparaten. Ob die daraus hervorgehenden Fasern gleichwerthig dem aus anderen Elementen hervorgehenden Bindegewebe sind, will Marchand damit noch nicht entscheiden.

Herr O. Israel fragt an, ob es Herrn Marchand möglich war, das „Zusammenfliessen" einzelner Zellhaufen zu Riesenzellen direct zu beobachten. Bei den von dem Herrn Vortragenden erwähnten Protoplasmafortsätzen, welche die Grenze der Luftblasen gelegentlich überschreiten, handelt es sich um das Ankleben des viscösen Protoplasmas am Glase. Bei niederen Thieren (Amöben) ist diese Erscheinung sehr leicht zu beobachten. Ein Verlust von Zellsubstanz durch Losreissen der Fortsätze wird oft ohne bemerkbare Schädigung der Zelle beobachtet.

Herr Marchand antwortet, dass eine Entstehung von Riesenzellen durch Confluenz von einzelnen Zellen seiner Meinung nach sich am lebenden Objekt nicht nachweisen lässt, da man nicht entscheiden kann, ob Zellgrenzen vorhanden sind oder nicht. Mit der Erklärung der in das Innere der Luftblasen sich hineinerstreckenden Fortsätze durch mechanische Ausdehnung der anhaftenden Zellfortsätze ist Marchand vollständig einverstanden.

Herr Beneke (Braunschweig) bemerkt betreffs der Idendität der Endothelien mit Bindegewebszellen, dass bei Silberbehandlung einer Serosa zwischen den grossen, ganzen Endothelzellen, kleine, von Silberlinien begrenzte Flächen sich regelmässig finden, deren Kerne in einer tiefen Zone, im Bindegewebe liegen. Diese Flächen sind Ausbreitungen eines Theils des Zellprotoplasma, dessen übrige, bisweilen weit überwiegenden Theile in der Tiefe sich ausbreiten und evident zu Bindegewebsfibrillen in Beziehung stehen. Wahrscheinlich können solche Bindegewebszellen als Ersatzzellen zu Grunde gegangener Endothelzellen sich vorschieben, und indem sie dann grössere Flächen überziehen, echte Endothelzellen repräsentiren. Die Protoplasma-Ausdehnung entspricht etwa den Flügelfortsätzen der Sehnenzellen.

3. Herr M. B. Schmidt-Strassburg i. E.:

Ueber Lymphgefässhypertrophie und Lymphangiom.

Ranvier's Darstellung von der Anordnung der Muskelbündel in der Wand der Lymphgefässstämme, welche, im Gegensatz zu den Blutgefässen, vielfach von der transversalen nach der Längsrichtung zu abweichen und sich dabei unter verschiedenen Winkeln kreuzen, lässt sich besonders klar zur Anschauung bringen an hypertrophischen Lymphgefässen, z. B. den Vasa afferentia von Lymphdrüsen, welche durch krebsige Infiltration für den Lymphstrom unpassirbar geworden sind. An solchen Objecten treten noch manche Eigenthümlichkeiten hervor, welche im normalen Zustand weniger deutlich sind: 1. Oft ausgesprochener Längsverlauf mancher Muskelbündel, vor Allem der dem Lumen zunächst gelegenen; 2. Verlauf vieler Bündel nicht nur in der Ebene der Gefässwand, sondern in einer mehr oder weniger radiären Richtung; 3. Ausstrahlen vieler Muskelbündel aus der Lymphgefässwand in das umgebende Binde- und Fettgewebe hinein, sodass eine abschliessende Adventitia garnicht existirt. Sicher ist die Kreuzung der Fasern und Faserbündel eine Eigenschaft, welche Lymphgefässe absolut gegenüber den Venen, überhaupt den Blutgefässen gleichen Kalibers charakterisirt. Die Muskelhypertrophie an Lymphgefässen konnte nun S. in Lymphangiomen nachweisen, nicht als Ausnahme, sondern als Regel in allen 7 darauf untersuchten Fällen, wenn auch in verschiedener Ausdehnung: In den gewöhnlichen capillär-cavernösen Lymphangiomen der Cutis und Subcutis (4 Beobachtungen) war 2 Mal der Haupttheil der erweiterten lymphatischen Räume mit Endothel ausgekleidet, besass aber sonst keine eigene Wand, stellte also erweiterte Capillaren dar, und nur an einzelnen Stellen fanden sich dazwischen Lymphgefässstämme mit evident hypertrophischer Muskelschicht. In 2 weiteren Fällen enthielt aber schätzungsweise die Hälfte oder über die Hälfte aller klaffenden Lymphräume Muskulatur in der Wand, welche als hypertrophisch zu bezeichnen war, 1. wegen der absoluten Dicke der ganzen Schicht, 2. wegen der Kräftigkeit der Muskelzellen und ihrer Bündel und des dadurch bedingten Hervortretens aus dem einbettenden Bindegewebe,

3. wegen des beschriebenen Hineinwachsens der Bündel in das umgebende Gewebe. Neben zugleich dilatirten Lymphgefässen fanden sich auch nicht dilatirte in hypertrophischem Zustand. Oft lagen die muskelführenden Gefässe in Gruppen zu vielen nebeneinander, andere Male mehr vereinzelt zwischen den nur mit Endothelwand versehenen Räumen. Besonders bemerkenswerth sind Gefässe mit unvollkommener Muskelwand, derart dass nur in unregelmässigen Abständen Bündel hypertrophischer Fasern in verschiedenster Richtung bis unmittelbar oder nahe unter das Endothel herantreten, und sich mit dem andern Ende im umgebenden Bindegewebe verlieren. Ferner kommen stellenweise Züge hypertrophischer Muskelfasern im Bindegewebe zwischen den erweiterten Lymphräumen vor, ohne deutlich zu einem oder dem anderen derselben zu gehören, und häufig wieder die durchflochtene Anordnung zeigend. — In den cystischen Lymphangiomen, den dünnwandigen Cystenhygromen des Halses konnte Sch. ebenfalls die Muskelhypertrophie der Lymphgefässe nachweisen: In dem einen Falle nur an wenig Stellen, im anderen reichlich, wenn auch nicht über alle Theile des Tumors gleichmässig verbreitet; es setzte sich hier das Cystenconglomerat der rechten Seite des Mundbodens und Halses durch die Supraclaviculargrube in einen grossen multiloculären Tumor des Mediastinums fort, ausserdem bestand in der Mittellinie der Zunge eine papillomatöse Geschwulst, bedingt durch cystische Erweiterung der Lymphcapillaren der Schleimhautpapillen. Zwar war die dünne Wand der grossen Cysten rein bindegewebig, aber in der supraclavicularen Partie fanden sich 1. eine ganze Zahl der hier etwas kleineren Cysten muskelhaltig, 2. nicht oder wenig dilatirte Lymphgefässe mit hypertrophischer Muskulatur. Endlich untersuchte Sch. ein grosses multiloculäres, chylushaltiges, cystisches Lymphangiom des Mesenterium (17 jähriges Mädchen), in welchem sämmtliche Cysten, auch die ungefähr kindskopfgrosse, eine starke Muskelwand besassen, welche aus hypertrophischen, zu gekreuzten Bündeln angeordneten Fasern bestand; die Innenfläche der Räume ähnelte einer trabeculären Harnblase. Der bindegewebige Theil der Cystenwand war vielfach spongiös, durchbrochen durch endotheltragende, im Uebrigen wandungslose dilatirte Lymphräume, enthielt aber ausserdem zahlreiche hypertrophische, äusserst muskelkräftige Lymphgefässe, deren manche mikroskopisch, oder schon makroskopisch durch Sondiren bis zur Einmündung in eine

der Cysten verfolgt werden konnten. Auch hier fanden sich Räume mit unvollständiger Muskulatur, und Muskelbündel im Bindegewebe zwischen denselben. Die Möglichkeit, diese muskulösen Cysten mit Sicherheit ganz auf erweiterte, hypertrophische Lymphgefässe zurückzuführen, giebt auch ein Verständniss für anderweitige ähnlich gebaute, sonst schwer zu erklärende Cysten, z. B. des Beckens.

Für die Auffassung des Wesens der Lymphangiome geht aus diesen Befunden hervor, dass eine Lymphstauung bei der Entwicklung derselben eine Rolle spielt, die zur Arbeitshypertrophie der Stämme führt, freilich nicht in dem Sinne, dass ein Hinderniss in den centralen grösseren Gefässen (Wegner) als die Ursache der ganzen Tumorbildung angesehen weren soll; dass eine Neubildung von Lymphcapillaren in grösserem Umfange vorhanden ist, konnte Sch. in mehreren seiner Präparate nachweisen, und zwar scheint dieselbe durch Einwachsen des Endothels der praeformirten Capillaren in die Saftspalten zu geschehen.

Die hypertrophische Muskulatur lässt gewisse Beziehungen der Lymphgefässwand zum umgebenden Gewebe erkennen. An den grösseren Stämmen müssen die in letzteres einstrahlenden Muskelbündel bei ihrer Contraktion eine Bewegung desselben hervorrufen, welche möglicherweise die Lymphströmung darin fördert; die vereinzelten Muskelbündel zwischen den klaffenden Räumen der cavernösen Partieen, welche z. Th. bis an's Gefässlumen herantreten, z. Th. nicht, müssen bei der Zusammenziehung das Gewebe zusammendrücken, also vielleicht eine Entleerung des Gewebssaftes in die eigentlichen Lymphgefässe herbeiführen. Diese Verbindung der Lymphgefässmuskulatur mit dem umgebenden Gewebe hat viel Aehnlichkeit mit dem Verhältniss der elastischen Fasern der Lymphgefässe zu den Geweben, wie es Rieder kürzlich beschrieben hat.

Chiari (Prag) erwähnt den Befund reichlicher Muskelfasern in der Wand von Lymphcysten der Milz. Dieselben wurden auf die Muskulatur der Trabekeln bezogen.

Beneke (Braunschweig) kann nach eigenen Untersuchungen die Befunde und Auffassungen des Herrn Vortragenden bestätigen. Auch Beneke ist der Ansicht, dass die Hypertrophie der Muskularis eine Arbeitshypertrophie ist; dem entspricht auch die gleichzeitige Verdickung der die Gefässwand direct bildenden, bindegewebigen und elastischen Elemente. Auffallend, und gegen die Annahme einer allgemeinen Drucksteigerung im Lumen der Lymphgefässe sprechend erscheint ihm die Thatsache, dass die Bindegewebsverdickungen strangförmig sind, nicht gleichmässig dick um das ganze Lumen herum; gerade in den Winkeln der meist spaltförmigen, (nicht runden) Lumina kann die Wand auf die Endothelschicht beschränkt sein. Bei allgemeiner Drucksteigerung im Lumen würde auch eine allgemeine Hypertrophie der Bindegewebstheile, welche in erster Linie den Druck zu tragen haben, zu erwarten sein.

---

4. Herr Ziegler-Freiburg i. B.:

Ueber traumatische Arteriitis und deren Beziehungen zur Arteriosklerose und zum Aneurysma (nach Experimental-Untersuchungen von Dr. Malkoff).

Ziegler berichtet unter Vorlegung mikroskopischer Präparate und Abbildungen über eine Reihe von Experimental-Untersuchungen über traumatische Arteriitis, welche Herr Dr. Malkoff in seinem Institute im Laufe dieses Sommers ausgeführt hat. Die Gesammtzahl der Experimente beträgt 35, davon 30 an Hunden, 5 an Kaninchen. In 33 Versuchen wurden periphere Arterien (A. carotis communis, A. brachialis und A. femoralis) mit einer flachen Pincette gequetscht und alsdann nach Ablauf verschiedener Zeiträume, von 4 Stunden bis zu 100 Tagen, untersucht. In zwei Fällen wurden die Arterien stark ausgedehnt, und zwar in der Weise, dass bei Hunden die A. carotis communis 2,5 cm unterhalb der Abgangstelle der A. laryngea superior, die letztere dagegen vor ihrer Verzweigung unterbunden wurde. Alsdann wurde in die Carotis möglichst peripher eine mit einem Manometer versehene Spritze eingeführt und bei hohem Druck (bis zu 2 Atmosphären) Kochsalzlösung in das abgeschlossene Gefässgebiet eingespritzt und dasselbe dadurch etwa 15 Secunden lang ausgedehnt; durch Lösung der erwähnten Ligatur wurde alsdann die normale Circulation wieder hergestellt. Die gedehnten Arterien wurden nach 20 und nach 55 Tagen herausgeschnitten.

Die Arterien wurden in verschiedenen Flüssigkeiten fixirt und mit verschiedenen Methoden gefärbt, wobei namentlich auch

Orceïnfärbung sowie die Weigert'sche Färbung für elastische Fasern zur Verwendung kamen. Zum Vergleich wurde stets auch ein gesundes Arterienstück in der nämlichen Weise behandelt.

Quetschungen der Arterienwände verursachen zunächst eine makroskopisch wohl erkennbare Erweiterung der Arterien, die mehrere Wochen andauert, im Laufe der Zeit indessen unter Verdickung der Arterienwände wieder eine Rückbildung erfährt. Der Durchmesser der Arterie kann bis nahezu auf das Doppelte steigen.

Die mikroskopische Untersuchung ergiebt in frischen Fällen als eine der wesentlichsten Veränderungen, Zerreissungen und Verlagerungen elastischer Fasern, und zwar sowohl der elastischen Innenlamelle als auch der Media, weniger der Adventitia. Hierzu gesellen sich auch Degenerationen der Muskelfasern, zuweilen auch Blutungen. Schon am ersten Tage ist ferner auch eine mehr oder weniger entwickelte Infiltration der Wand, namentlich der inneren Theile der Media und der Intima, mit Leukocyten zu finden. Schon bald gesellen sich hierzu auch Wucherungserscheinungen von Seiten der bindegewebigen Bestandtheile der Gefässwand; etwa zwischen dem 10 und 15 Tage lassen sich auch Kerntheilungsfiguren in Muskelzellen finden, doch sind dieselben sehr selten. Aus dem wuchernden Bindegewebe entsteht weiterhin Bindegewebe und führt zu einer Verdickung der Gefässwand, welche namentlich die Intima betrifft, zum Theil jedoch sich auch auf die Media erstreckt und da am bedeutendsten ist, wo die elastischen Lamellen und Fasern zerrissen waren. In dem neugebildeten Bindegewebe können sich späterhin auch elastische Fasern entwickeln.

Bei den Dehnungsversuchen blieb das gedehnte Stück auch nach Wiederherstellung der Circulation zunächst noch etwas erweitert. Nach Ablauf der genannten Zeiten waren die gedehnten Arterienstrecken in beiden Fällen bedeutend verdickt und zwar vornehmlich durch eine Bindegewebsentwicklung in der Intima und in den inneren Schichten der Media, in deren Gebiet sich ebenfalls Defecte, Unterbrechungen und Verlagerungen des elastischen Gewebes, sowie Muskelschwund erkennen liessen. In den äusseren Theilen der verdickten Intima und in der Media war überdies hyaline Entartung des Gewebes, im ersten Falle auch partielle Verkalkungen dieser Theile nachzuweisen.

Aus den Versuchen geht sonach hervor, dass sowohl Quetschungen, als auch abnorme Dehnungen der Gefässwand gefolgt sind von einer Arteriitis proliferans, die ihren Sitz vornehmlich in der Intima, zum Theil auch in der Media hat. Sie entwickelt sich namentlich da, wo Wucherungen und Verlagerungen der elastischen Fasern und Lamellen stattgefunden haben, und führt zu Veränderungen, welche mit denjenigen der gewöhnlichen Arteriosklerose beim Menschen durchaus übereinstimmen, und man kann danach die Veränderungen als traumatische Quetschungs- und Dehnungsarteriosklerose bezeichnen. Eine Zeit lang bestehen zugleich wahre traumatische Aneurysmen, die alsdann aber durch die Wucherung der Arterienwände wieder ausgeglichen werden. Ob es gelingt, durch Aenderung der Versuchsbedingungen bleibende und progressiv zunehmende Aneurysmen zu erzielen, müssen weitere Untersuchungen zeigen. Bezüglich der Pathogenese der beim Menschen vorkommenden Arteriosklerose und der Aneurysmen dürfte der Schluss gerechtfertigt sein, dass traumatische Formen wohl häufiger vorkommen, als man bisher angenommen hat.

Koester: Es ist ein Unterschied, ob Zerreissung von elastischen Fasern z. B. in der Aorta gefunden wird nach einer Erschütterung, die weit ab davon stattfand, oder ob in einer Carotis mit einer Pincette direct Zerreissungen hervorgebracht werden. Elastische Fasern zerreissen in erkrankten Gefässen erst nach Verlust ihrer homogenen Bindesubstanzhülle, einer Hülle, die sich in der Arterienwand durch eigene Dreifärbung darstellen lässt.

Thoma verwahrt sich gegen die Meinung, dass die Traumen der Arterien eine wesentliche Rolle bei der Entwicklung der Angiosclerose spielen, versäumt jedoch nicht, die von dem Vortragenden gebrachten Ergebnisse als bedeutungsvoll für die Lehre von den Traumen der Arterien zu bezeichnen.

v. Recklinghausen findet in den geschilderten Resultaten der Arterienquetschung und -Zerreissung, bei welchen ja zuerst eine Zerreissung der elastischen Fasern der Arterienwand eintritt, und alsdann (also secundär) eine Erweiterung, eventuell entzündliche Infiltration des Gewebes Platz greift, eine experimentelle Bestätigung seiner, in der Dissertation Helmstaedter's 1873 ausgesprochenen Theorie über die Entstehung der spontanen Aneurysmen, dahinlautend, dass mit der mechanischen Sprengung der elastischen

Fasern der Arterienwand als dem primären Moment die Erweiterung eingeleitet werde.

Lubarsch theilt Versuche mit, in denen er an der Carotis die Adventitia abpraeparirte, um so durch Schwächung der Media Aneurysmabildung hervorzurufen. Es kamen aber nur vorübergehende Erweiterungen zu Stande, da sich bald eine secundäre Adventitia bildete. Das Endresultat waren vielmehr endarteriitische und mesarteriitische Veränderungen.

---

5. Herr Jürgens-Berlin:

Ueber Sarcoma mediastini antici, beim Kaninchen durch Impfung erzeugt (mit Demonstration).

Meine Herren! Von einem Rundzellen-Sarkom des vorderen Mediastinum und der linken Pleura vom Menschen, welches in diesem Sommer zur Section kam, wurde eine Impfung auf Thiere und zwar auf Kaninchen veranstaltet. Diese Impfung war von Erfolg; etwa zehn Wochen nach der Impfung wurde das Thier getödtet. Ich lege Ihnen das Präparat hier vor; die Section ergab ein wallnussgrosses Sarkom, und zwar wiederum des mediastinum anticum und der linken Pleura. Wie Sie sehen werden, hat die Geschwulst die linke Lunge und etwas das Herz verdrängt; indessen sind beide Lungen gut lufthaltig, Herz und Herzbeutel intact. Das Thier zeigte während des Lebens auch keine krankhaften Erscheinungen, sondern wurde getödtet, um das Resultat der Impfuug zu controlliren. Die Uebertragung geschah in der Gegend der linken Brusthälfte, ausserdem in die Bauchhöhle. Trotzdem war die Bauchhöhle frei, auch alle übrigen Organe gesund.

Die mikroskopische Untersuchung der sehr weichen, grauroth gefärbten Geschwulst ergab, dass es sich um ein kleinzelliges Rundzellen-Sarkom handelte. Die Gefässe waren stark entwickelt, sehr weit; stellenweise bestanden bedeutende Teleangiectasieen mit hämorrhagischen Infiltrationen, z. Th. ganz frisch, z. Th. alt; jedoch nirgends regressive Metamorphosen. Unmittelbar nach der Tödtung des Thieres fanden sich in der Geschwulst, aber nur in dieser, nicht in anderen Organen äusserst kleine Amöben; in dem Endosark der Thiere zahlreiche Granula, vereinzelt rothe Blutkörperchen, letztere theilweise in Zerfall begriffen, auch braunes Pigment. Ich muss in Zweifel lassen, welche Bedeutung diese Amöben für die Entstehung des Sarkoms haben. Es wurden sofort weitere Impfungen auf Thiere vorgenommen, über deren Resultate später Berichte folgen werden.

Wie Ihnen bekannt sein wird, habe ich schon seit mehreren Jahren Impfungen von Sarkomen, insbesondere aber auch von melanotischen Sarkomen mit positivem Erfolg vorgenommen, worüber seiner Zeit in der Berliner medicinischen Gesellschaft und zweimal auf dem Chirurgencongress in Berlin Mittheilungen und Demonstrationen gemacht wurden. Ich muss aber bemerken, dass seitdem viele andere Uebertragungen ausgeführt wurden, welche, ohne dass ich den Grund dafür angeben kann, erfolglos waren. Das jetzige Präpararat, welches der Gesellschaft vorliegt, ist ausgezeichnet durch die Grösse der Geschwulst, welche sich als ein medulläres telangiectatisches Sarkom im Stadium der vollsten Florescenz darstellt.

---

6. Herr Ernst-Heidelberg:

Ueber Missbildungen im Centralnervensystem.

Der durch beifolgende Photographieen erläuterte Fall von Encephalocystocele ist dadurch bemerkenswert, das mit jener Missbildung eine ganze Reihe anderer Bildungsfehler des Centralnervensystems verbunden sind.

Ausser der Knochenlücke in der Mitte der Hinterhauptschuppe ist nämlich ein Defect der 4 ersten Wirbelbogen da. Es besteht linksseitiger Hydrocephalus, die Stammganglien sind links nicht nachweisbar. Der linke Ventrikel besitzt einen Vorraum, wie eine divertikelartige Ausbuchtung. Der Bruchsack setzt sich von innen nach aussen zusammen aus einer Schicht Gehirn (Occipitallappen), Pia-arachnoides, Haut. Die Dura fehlt. Ein wulstiges Gebilde stellt sich als Aderhautgeflecht heraus. In Buchten und Taschen der Gehirnschicht lässt sich Ependymepithel mit langen, radiären Stützfasern nachweisen.

Schon die äussere Gestalt des Gehirns weist auf tiefer liegende und feinere Abnormitäten. Es fehlt vollständig der linke Schläfenlappen, sowie tractus und bulbus olfactorius. Am Kleinhirn fehlt eine Wurmbildung, es findet sich partielle Aplasie, an umschriebener Stelle Mikrogyrie, an Stelle des Wurms liegt eine dorsale Spalte als Fortsetzung und Erweiterung des 4. Ventrikels, dessen Aderhautgeflechte verlagert sind und von oben in die Spalte herabhängen. In den Lamellen, die die Spalte flankiren, werden abgesprengte Epithelröhren gefunden, also im Bereich des 4. Ventrikels Analoga zu mehrfachen Centralkanälen. Multiple und doppelseitige Heterotopieen und Atypien des Kleinhirns erinnern an jenen eigenthümlichen, früher von mir mitgetheilten Fall von Kleinhirnmissbildung (Ziegler's Beiträge XVII) und bestätigen die damals versuchte Deutung. In grösserer Ausdehnung als die Wirbelbogenspalte ist das Rückenmark nach hinten offen geblieben. Wohl abhängig vom Hydrocephalus ist der fast vollständige Defect der linken Pyramide, der wiederum eine starke Asymmetrie der Brücke verursacht. Die Markbildung ist verzögert gegenüber normalen Neugeborenen. Die linke Olive liegt beträchtlich höher als die rechte.

Die Untersuchung beweist eine tiefgreifende und frühzeitige Störung in der Ausbildung des gesammten Centralnervensystems und warnt vor einseitig localistischen Erklärungsversuchen des Gehirnbruchs.

III.

Sitzung der Deutschen Pathologischen Gesellschaft.

Dienstag, den 20. September 1898, Nachmittags 3 Uhr.

Stellvertretender Vorsitzender: Herr v. Recklinghausen.

1. Herr Beneke - Braunschweig:

Ueber Ganglioneurome.

Vortragender berichtet über zwei Fälle ganglienzellhaltiger Nervengeschwülste. Der erste betraf eine 28jährige Frau, welche bei der Geburt ihres ersten Kindes, in Folge der durch einen Tumor im kleinen Becken veranlassten Erschwerung des Geburtsactes starb. Der retrorectal gelegene, kindskopfgrosse, grauweissliche Tumor war aus vielfach durchflochtenen Faserzügen gebildet und zeigte ein myomähnliches Aussehen; mikroskopisch erwiesen sich alle diese Faserzüge als Bündel markloser Nervenfasern, mit zellenreicher, kräftig entwickelter Schwann'scher Scheide; nur vereinzelte Fasern waren markscheidenhaltig, die Markscheide war dann zart und oft rosenkranzförmig. Achsencylinder waren nur in einem Theil der Fasern erkennbar; in anderen waren sie eigenartig hyalin gequollen, und zwar bis an die Ganglienzellen heran; hier endeten die hyalinen Massen in Form dicker Ballen, deren Abgrenzung gegen die normal gebliebene Zelle, oft genau dem sogenannten Polhügel entsprach. — Die Ganglienzellen waren in dem Tumor in verschiedener Reichlichkeit zerstreut; im Centrum waren sie spärlicher als am Rande, an welchem offenbar jüngere Wucherungszonen vorlagen. Die Ganglienzellen zeigten im allgemeinen embryonale Formen, ihre Ausläufer, namentlich die Verbindung mit markhaltigen Nervenfasern, ihre Kernformen, das Verhalten des Protoplasma bei Nissl'scher Färbung liessen an ihrer Natur keinen Zweifel aufkommen; sie erschienen in verschiedenen biologischen Zuständen, namentlich fanden sich einerseits verschiedene Formen der Atrophie bis zu vollkommenem Schwund, andererseits Wucherungszustände, wobei die Zellen dunkler, kleiner und oft mit mehreren Kernen versehen waren. — Das die Nervenbündel zusammenfassende Bindegewebe entsprach in seiner Form einem normalen Perineurium.

Der zweite Fall, welcher dem Vortragenden durch Herrn G. R. Orth überwiesen wurde, zeigte eine Geschwulst von Mannskopfgrösse bei einem 10jährigen Mädchen, in der Gegend des Ganglion coeliacum; dieselbe lag der Wirbelsäule fest auf, und umschloss Aorta und Vene cava theils selbst, theils durch eine Anzahl anscheinend durch Geschwulstmassen vergrösserter Lymphdrüsen, welche dem Tumor dicht anlagen. Makroskopisch erschien die Geschwulst grösstentheils dem Fall I ähnlich, nur waren die Nervenbündel, die zum Theil sehr erhebliche Dicke aufwiesen, noch viel schärfer von einander gesondert; an anderen Stellen bildeten sie aber auch hier dichte, mehr homogene Verfilzungen. Ferner traten in dem Tumor mehrere, bis citronengrosse, schwammige, braunrothe, an Angiome erinnernde Knoten hervor, von weicher Beschaffenheit; ihnen glichen die metastatisch infiltrirten Lymphdrüsen. — Mikroskopisch bestand dieser Tumor, der übrigens von den Eltern seit dem ersten Lebensjahr des Kindes beobachtet und angeblich seit drei Jahren rascher gewachsen war, aus ähnlichem Gewebe wie der erste; die Achsencylinder und Markscheiden waren meist noch deutlicher nachweisbar. An manchen Stellen waren die Ganglienzellen sehr spärlich und atrophisch, an anderen bildeten sie dichtere Haufen; in diesen traten Wucherungserscheinungen, namentlich Kernvermehrungen bis zur Bildung von 8—10 kernigen Zellen auf, deren Natur aber durch ihre Ausläufer, welche bisweilen dichte Bündel langer, nackter Achsencylinder, genau entsprechend embryonalem Nervengewebe, bildeten, ganz unverkennbar war. Von diesen Zellgruppen zu den Bildungen der braunrothen Knoten fanden sich alle Uebergänge: die letzteren bestanden aus syncytiumähnlichen Protoplasmamassen, in welchen die Zellgrenzen meist stark verwischt waren, und welche massenhaft chromatinreiche Kerne enthielten. Die Anordnung der letzteren zu 4—6 in Ringform in zahlreichen, grösseren, schärfer abgrenzbaren Zellen glich genau den vielkernigen Zellen der noch nicht maligne degenerirten Ganglienzellgruppen, sodass die malignen Knoten als ein weiteres Entwickelungsstadium der Ganglienzellen des übrigen Knotens angesehen werden durften. Die malignen Knoten enthielten meist alte oder frischere Blutungen, Blutpigment u. s. w.; mehrfach waren in venösen Bluträumen maligne Tumorzellen auch in die anstossenden, nicht malignen Tumortheile eingeschwemmt. Das Stroma in den malignen Theilen bestand aus Resten der hier ehemals vorhandenen gutartigen Geschwulsttheile und aus bisweilen etwas reichlicher entwickelten Blutgefässen. — Die Lymphdrüsenmetastasen glichen im Allgemeinen den malignen Knoten, nur fiel häufiger die Neigung der Zellen auf, sich epithelartig an den Wänden des Stroma anzuordnen; auch hier fanden sich wieder die eigenthümlichen Zellen mit kranzförmig angeordneten Kernen.

In den beiden mitgetheilten Fällen hält Vortr. es für unwahrscheinlich, dass es sich etwa um Riesenwuchsformen von Sympathicusganglien, oder um einfache Nervenfasergeschwülste, wahre Neurome, handle, welche durch ihre Entwicklung in einem Ganglion des Sympathicus eine Beimengung von Ganglienzellen erhalten hätten. Das Vorkommen reiner Nervenfasergeschwülste ohne traumatische Ursachen ist noch durchaus zweifelhaft; in jenen Fällen von gut- oder bösartigen Nervenscheidentumoren, in welchen gleichzeitig Nervenfaserneubildung sicher erwiesen wurde, ist es wahrscheinlich, dass es sich nur um eine Art regeneratorischer Wucherung der letzteren, nach Art eines Amputationsneuroms, handelte. In den beschriebenen zwei Fällen, sowie in den analogen von Borst, Busse, Loretz und Weichselbaum, ist die gesammte Neubildung wohl eine Folge der blastomatösen Erkrankung der Ganglienzellen; die successive Neubildung von Nervenfasern ist nur aus einer gesteigerten Production solcher, von Seiten der Ganglienzellen verständlich; die Wucherungserscheinungen, die Kurzlebigkeit, endlich die maligne Entartung der Ganglienzellen in dem zweiten Falle, für welchen bisher noch kein Analogon beobachtet worden zu sein scheint, sprechen gleichfalls für eine Erkrankung der Ganglienzellen im Sinne blastomatöser Wucherungssteigerung.

Ueber den Ursprungsort der Tumoren, die anscheinend sämmtlich als congenital angesehen werden können, ist nichts vollkommen Sicheres zu sagen. Offenbar handelt es sich um ein funktionell minderwerthiges Nervengewebe; die hierin bedingte unvollkommene histologische Ausbildung (Mangel bezw. geringe Entwicklung der

Markscheiden) giebt dem Tumorgewebe grosse Aehnlichkeit mit dem Gewebe des Sympathicus; ein Beweis für die Entwicklung aus letzterem, etwa aus „versprengten Keimen“ liegt darin noch nicht. Immerhin ist es auffallend, dass die bisher bekannten, spärlichen Tumoren dieser Art an Stellen sassen, welche bei der embryonalen Entwicklung des Sympathicus von Bedeutung und besonders complicirter Anlage zu sein scheinen, nämlich subpleural links oberhalb des Herzbeutels, in der Gegend des Gangl. coeliacum bezw. in der Nebenniere, und in der Gegend des Beckenstranges. Es wäre denkbar, dass die Entwicklung der Tumoren an diesen Stellen einer excessiven Wanderung der Sympathicuszellen, welche nach W. His. jun. Entdeckung den Spinalganglien entstammen, zuzuschreiben wäre. Jedenfalls müsste aber dann noch eine besondere, blastomatöse Steigerung der Wachsthumsenergie dieser Zellen angenommen werden, ähnlich wie z. B. versprengte Nebennierenkeime relativ häufig zu echten Tumoren heranwachsen. Vortragender vergleicht in dieser Bezeichnung seine Fälle mit den, nach v. Recklinghausen's Entdeckung auf congenitaler Basis beruhenden Adenomyomen des Uterus, deren späteres, eventuell excessives und atypisches Wachsthum auch nur als echtes Geschwulstwachsthum bezeichnet werden kann; auch bei diesen Tumoren kommt es bisweilen zur malignen Degeneration (zwei Fälle von v. Recklinghausen).

Die Discussion hierüber wird bis nach Abhaltung des Vortrages des Herrn Knauss verschoben.

2. Herr Knauss-Stuttgart:

Ueber multiple, echte amyelinisch-gangliöse Neurome.

Im Anschluss an die von Beneke mitgetheilten Fälle möchte ich die Präparate und Zeichnungen von dem kürzlich (in Virchow's Archiv Band 153) von mir beschriebenen Falle vorlegen, welcher einem verwandten Gebiete angehört. Die dabei im subcutanen Gewebe gefundenen Tumoren bestanden durchweg aus Nervengewebe, marklosen, spärlichen markhaltigen Nervenfasern, sowie sehr zahlreichen deutlich charakterisirten Ganglienzellen. Während ich bezüglich der Einzelheiten, sowie der Geschichte der Neurome wohl auf obige Veröffentlichung verweisen darf, weicht meine Auffassung über den muthmasslichen Ursprung dieser Geschwülste von der bisherigen nicht unwesentlich ab. Nach den dabei gewonnenen Erfahrungen nämlich scheint das sympathische Nervensystem bei der Bildung der amyelinisch-gangliösen Neurome eine besondere Rolle zu spielen. Denn einmal ist ihr Bau dem sympathischer Ganglien auffallend ähnlich; sodann aber war ein Zusammenhang mit dem Cerebrospinal-Nervensystem nicht nachzuweisen. Andererseits weist die Thatsache, dass sie längs der in der Cutis aufsteigenden Blutgefässe liegen, darauf hin, dass sie mit den, diese begleitenden sympathischen (trophischen) Nervengeflechten zusammenzuhängen. Ferner enthält die Literatur zahlreiche Mitteilungen von Beteiligung des Sympathicus in derartigen Fällen in Form von Geschwülsten seiner grossen Ganglien. Schliesslich steht diese Auffassung auch in Einklang mit unseren neueren Anschauungen von der Einheit der Nervenzelle und Nervenfaser, welche für eine ächte Neubildung das Vorhandensein, bezw. eine Wucherung von Ganglienzellen geradezu postuliren.

Gemeinsame Discussion über die Vorträge der Herren Beneke und Knauss:

v. Recklinghausen wirft die Frage auf, ob die von beiden Rednern als Ganglienzellen bezeichneten Zellen nicht vielmehr in den Kategorien der sogenannten Endothelzellen unterzubringen sind, die ja in und an Nerven, z. B. am Plexus sacralis entstanden sein könnten. Die Nervenfasern, soweit sie myelinhaltig gefunden wurden, sollen damit nicht bestritten werden. In den Fällen von

Neurofibromen, welche Ganglienzellen enthalten sollten, in Soyka's einem Falle namentlich, muss die ganglionäre Natur der so bezeichneten Stellen durchaus bestritten werden. Im Anschluss legt v. Recklinghausen eine Abbildung von multipler Neurofibromen des Vagus vor, mit dem Hinzufügen, dass in diesen irgend eine Neubildung von Ganglienzellen, obwohl ja mikroskopische Häufchen nicht selten im normalen Vagus gefunden werden, keineswegs nachgewiesen werden konnten.

Beneke betont gegenüber den von Recklinghausen erhobenen Zweifeln, dass die Natur der Zellen als Ganglienzellen sich namentlich durch den Befund von Zellen, von welchen direct markhaltige Fasern abgingen, mit Sicherheit erwiesen habe.

Rudolf Virchow: Die Diagnose des Neuroms ist nicht abhängig von dem Nachweis, woher die Nerven entstanden seien, sondern nur davon, ob Nerven in hervorragendem Maasse vorhanden sind. Es ist ein grosser Fortschritt, dass jetzt immer mehr Fälle festgestellt werden, in denen Ganglienzellen gefunden sind. Aber es ist nicht möglich, für jeden Fall den Nachweis zu erbringen, wie diese Elemente entstanden sind.

Orth bemerkt gegenüber den geäusserten Zweifeln an der nervösen Natur des zweiten Tumors, welchen Herr Beneke beschrieben hat, dass er bei der ersten Untersuchung dieses Gewächses ebenfalls zu der Diagnose „Nerven mit Ganglienzellen“ gekommen ist. Er weisst noch darauf hin, dass ein Theil der als Ganglienzellen angesprochenen Elemente Pigment enthalte, wie so viele Zellen der sympathischen Ganglien.

Hierbei sei es mir gestattet, eine Bemerkung über die Nomenclatur beizufügen. Unter Neurofibroma sollte eine Geschwulst verstanden werden, welche neugebildete nervöse Elemente und neugebildetes Bindegewebe enthält. Die von Recklinghausen'schen Neurofibrome enthalten nun keine neugebildeten nervösen Elemente: sollten wir sie desshalb nicht lieber blos „Fibroma nervorum“ nennen?

Chiari (Prag) sah vor Kurzem einen Fall von ganglionärem Neurom, ganz anolog dem ersten Falle Beneke's. Der Tumor war von der Vorderfläche des Kreuzbeines entfernt worden. Die Ganglienzellen glichen vollständig den Ganglienzellen in einem zweifellosen ganglionären „Neurom“ einer Nebenniere. In terminologischer Hinsicht verwendet Chiari, so wie Orth, für

Fibrombildungen an Nerven nicht den Terminus „Neurofibrom“, sondern „Fibroma nervi“.

v. Recklinghausen möchte an dem Namen „Neurofibroma“ um so mehr festhalten, als bei den Practikern der Gebrauch, die Bezeichnung „Neuroma“, für die gewöhnlichen Tumoren der peripheren Nervenstämme anzuwenden, nicht abgekommen ist.

---

3. Herr Lubarsch-Rostock:

Ueber Gewebsembolieen und Gewebsverlagerungen.

Nachdem der Nachweis verschiedenartiger Zellverschleppungen in pathologischen Zuständen bei Menschen und Thieren erbracht worden war, erschien es nothwendig, die Frage nach den Schicksalen der verschleppten Zellen zu lösen. Dies war im Wesentlichen nur auf experimentellem Wege möglich, den ich bereits vor mehreren Jahren in Gemeinschaft mit meinen Schülern Dr. Krückman und Dr. Lengemann beschritten habe. Es wurden vornehmlich bei Kaninchen Emulsionen von Leber- Nieren- Placentar- Hoden- und Mammastückchen oder auch ganze Gewebstheilchen in die Vena jugularis eingespritzt, und dann nach verschiedenen Zeiten die Lungen der betreffenden Thiere untersucht. Es ergab sich dabei, dass die vereinzelten Zellen meist rasch zu Grunde gehen und schon nach wenigen Tagen bis zur Unkenntlichkeit entstellt sind, so dass es nicht mehr möglich ist festzustellen, um was für Zellen es sich handelt. Die grösseren Gewebspartikel gehen langsamer zu Grunde und werden mehr oder weniger rasch nach Art von Thromben organisirt. Zuerst fallen der Auflösung anheim die am höchsten differencirten Zellen, während z. B. in drüsigen Organen die Epithelien der Ausführungsgänge länger erhalten bleiben, ja mitunter sogar vorübergehende Wucherungserscheinungen (Mitosen) darbieten. Nur bei Injection von Speicheldrüsengewebe kommt es in der Peripherie der injicirten Partieen zu einer Neubildung ganzer Kanälchen, die aber auch vorübergehend ist, da nach ca. drei Wochen auch die neugebildeten Kanälchen fast vollständig wieder atrophirt sind. — Der Zerfall der embolisirten Zellen und Gewebetheile hat nun vor allem Veränderungen des Blutes und Knochenmarkes zur Folge. Die Blutveränderungen bestehen in Bildung weisser und hyaliner Thromben, sowie in ausgesprochener Leukocytose (vornehmlich acidophiler Zellen). Die Knochenmarksveränderungen documentiren sich 1. in der Ansammlung zahlreicher acidophiler Zellen im Blute und vielen Organen, 2. in Knochenmarkriesenzellenembolie, 3. in Knochenmarkgewebsembolie, 4. in Blutungen des Knochenmarks. Es stellte sich bei den Versuchen sehr bald heraus, dass die Injection der verschiedensten Parenchymzellen regelmässig eine secundäre Embolie von Knochenmarkriesenzellen zur Folge hat. Hierdurch wird sowohl die Differentialdiagnose der einzelnen Zellarten, wie der Nachweis der späteren Schicksale der verschleppten Zellen erschwert. Eine genaue Untersuchung zahlreicher Fälle von Parenchymzellenembolie beim Menschen ergab, dass auch hier die secundäre Knochenmarkriesenzellembolie nicht fehlt. — Von besonderem Interesse ist die Knochenmarkgewebsembolie, die zunächst in fast allen Fällen von experimenteller Parenchymzellenembolie gefunden wurde; es fanden sich in Lungenarterienästen ganze Fragmente von Knochenmark mit Fettzellen, Riesenzellen, Pigment. Eine traumatische Entstehung dieser Verschleppung bei Tödtung der Thiere wurde dadurch ausgeschlossen, dass die Kaninchen nicht durch Nackenschlag, sondern durch Chloroform getödtet wurden. Auch wurde bei normalen Thieren, die durch Nackenschlag (2—3 Schläge mit der Hand) getödtet wurden, die Knochenmarkembolie vermisst. Endlich fand sich auch beim Menschen — in 4 Fällen von Eklampsie ohne Knochenfractur — ausgesprochene Knochenmark embolie, während sie in den meisten Fällen von Schädel- und Oberschenkel-Fracturen vermisst wurde. Auch konnte durch Erschütterung des Knochensystems oder durch Fractur der Ober- und Unterschenkel bei Kaninchen nur ganz ausnahmsweise Knochenmarkembolie erzeugt werden. Hieraus geht hervor, dass für die Entstehung der Knochenmarkgewebsembolie vor allem die durch den Zerfall verschleppter Parenchymzellen bewirkte Alteration des Knochenmarks, die sich mitunter in Blutungen und Nekrosen documentirt, von Wichtigkeit ist; beim Kaninchen genügt diese Alteration, um Knochenmark zu lockern und zu embolisiren; beim Menschen scheint allerdings Erschütterung des Skelets als begünstigender Factor hinzuzukommen. — Diese Erfahrungen zeigen, dass nicht nur bei Infectionskrankheiten, worauf Ponfick besonders hingewiesen, sondern auch bei Intoxications- und ähnlichen Krankheiten das Knochenmark Sitz krankhafter Vorgänge ist. —

Das verschleppte Knochenmark verhält sich in mancher Beziehung anders, wie die übrigen Gewebsarten. Die Zellen zerfallen viel langsamer, höchstens findet eine Zertheilung der verschleppten Partikel statt, so dass schliesslich Bröckel aus Fettzellen und Myelocyten oder vereinzelte Fettzellen restiren. Auch die Organisation des embolisirten Knochenmarkgewebes geht viel langsamer vor sich, wie sowohl die Erfahrungen bei der secundären, wie bei primärer, experimenteller Knochenmarkembolie zeigen. —

Im Anschluss an die Untersuchungen über Gewebsembolie wurden nun auch Gewebsverlagerungen in andere Organe vorgenommen, zunächst noch vor der Aufstellung von Ribbert's Geschwulsttheorie, später mit besonderer Berücksichtigung derselben. — In einer Versuchsreihe wurde die Verlagerung in demselben Organe vorgenommen: in der Leber derartig, dass mit einem bohrenden Instrument kleine Wunden angelegt wurden, in denen dann stets kleine Partikel von Lebergewebe liegen blieben. Diese Stückchen wurden entweder ganz resorbirt oder noch nach einiger Zeit als nekrotisches Gewebe in bindegewebiger Narbe gefunden. Nur zweimal fand man nach 3—4 Wochen an der Operationsstelle einen etwas prominenten, scharf abgegrenzten, weissen Streifen, der mikroskopisch aus Bindegewebe und zahlreichen neugebildeten Gallengängen bestand, somit sowohl den nicht seltenen spontanen Fibroadenomen der Kaninchenleber, als auch manchen Arten von Gallengangsadenomen in Schnürlebern von Menchen entsprach. — In einer anderen Versuchsreihe wurden in Leber- und Nierenwunden kleine Leber- bezw. Nierenstückchen verpflanzt; in die Nierenrinde namentlich Marksubstanz. In diesen Versuchen wurde zwar ein Anwachsen der implantirten Stücke beobachtet, niemals konnten aber Wucherungserscheinungen nachgewiesen werden (auch nicht an Gallengängen und Sammelröhren), vielmehr gingen die implantirten Stücke allmählich zu Grunde.

Interessanter waren die Resultate in den Versuchen, in denen Gewebstheile in ein anderes Organ des gleichen Thieres implantirt wurden. Zwar Implantation von Leber in Niere und umgekehrt ergab auch kein positives Resultat; höchstens an den Gallengängen waren geringe Neubildungsvorgänge nachweisbar. — Anders verhielt es sich dagegen bei Implantation von Speicheldrüse, Schilddrüse, Hoden- und Nebenhoden. Die Implantation wurde meist in eine Nieren- oder Leberwunde vorgenommen, hie und da auch nach Ribberts Vorgange in eine der jugularen Lymphdrüsen. Bei letzteren Versuchen konnten zwar Ribberts Angaben im Wesentlichen bestätigt werden, jedoch gelang es wegen der Kleinheit der implantirten Gewebstheile nicht, festzustellen, ob es sich wirklich um eine Reduction der transplantirten Zellen, und nicht vielmehr um eine unvollkommene Regeneration nach vorherigem Zugrundegehen eines Theiles des implantirten Gewebes handelte. Bei den Versuchen mit Implantation in Leber- und Nierenwunden, wo stets linsengrosse und grössere Gewebsstücke benutzt wurden, stellte sich Folgendes heraus. In allen Fällen ging der grösste Theil des überpflanzten Gewebes zu Grunde, an den restirenden Theilen stellte sich aber eine Gewebswucherung ein, die nicht immer vollständig den Charakter eines regenerativen Vorganges an sich trägt. Am deutlichsten handelt es sich um einen Regenerationsvorgang bei Implantation von Schilddrüsengewebe in die Niere; hier entspricht die Gewebsneubildung fast vollständig der normalen Schilddrüse, nur dass die Follikel etwas weiter erscheinen und reichlicher Colloid enthalten. — Bei Hoden und Nebenhoden ist die Wucherung meist nicht sehr erheblich, tritt aber auch inselförmig auf und entspricht überhaupt principiell den gleich näher zu schildernden Vorgängen an transplantirten Speicheldrüsenstückchen. In den ersten 48 Stunden finden an den implantirten Stücken nur geringe Veränderungen statt, die in spärlichem Kernzerfall sich documentiren; am dritten Tage sind schon stärkere Zerfallserscheinungen sowohl an den Epithelien der Speichelläppchen, wie der Ausführungsgänge nachweisbar; am stärksten ist der Zerfall im Centrum des Stückes, fehlt aber auch nicht an der Peripherie und tritt im ganzen inselförmig auf; so dass mitten unter grossen nekrotichen Partieen noch vereinzelt erhaltene Theile gefunden werden. Am vierten Tage treten neben fortschreitendem Zerfall bereits Neubildungserscheinungen auf; man bemerkt namentlich in der Peripherie Züge und Stränge von mehr platten Epithelien mit äusserst chromatinreichem Kern und dunklem Protoplasma, die sich vielfach um nekrotische Speichel- und Ausführungsgänge herumlegen. Im ganzen treten auch diese Herde inselförmig auf und schieben sich in der

Zeit vom 5—7 Tage immer mehr von der Peripherie nach dem Centrum zu vor, wodurch die abgestorbenen Theile des implantirten Stückes immer mehr zusammenschrumpfen. Den Höhepunkt erreicht die Wucherung in der Zeit vom 7.—9. Tage, wo zahlreiche, lange, verzweigte und geschlängelte Stränge von platten, chromatinreichen Epithelien vorhanden sind, in denen zahlreiche Mitosen und Einwanderungen von Leukocyten auffallen. Vom 10. Tage an wird die Wucherung geringer, die Epithelien haben mehr niedrig cylindrische und cubische Form, in den soliden Strängen treten Hohlräume auf, so dass nun das Gewebe den Bau einer tubulären Drüse annimmt. Etwa vom 14. Tage an nimmt das Bindegewebe auf Kosten der drüsigen Bestandtheile zu; doch findet man auch noch nach $^1/_4$ Jahr in der bindegewebigen Narbe drüsige Bestandtheile. Die Epithelien selbst sind etwas niedriger geworden, in den Hohlräumen liegen hier und da colloide Massen. — Anfangs wurde angenommen, dass die Versuche nur dann in der beschriebenen Weise ausfielen, wenn die Implantation von Speicheldrüse in Niere an demselben Individuum und möglichst rasch vorgenommen wurde. Bald stellte es sich aber heraus, dass die Implantation auch dann in der beschriebenen Weise gelang, wenn von einem Kaninchen auf ein anderes implantirt wurde, ja selbst dann, wenn die Speicheldrüsenstückchen stundenlang, ja bis zu 3 Tagen in sterilen Gläsern im Dunkeln und in der Kälte aufbewahrt waren. — Endlich wurde untersucht, ob die implantirten Gewebe, nachdem sie sich eine Zeit lang an ihren neuen Standort gewöhnt hatten, mit grösserem Erfolg als sonst in die Blutbahn embolisirt werden könnten. Der Ausfall dieser Versuche war im Ganzen ein negativer.

Als Ergebniss der Verlagerungsversuche ist folgendes zu betrachten: 1. Verlagerte Gewebstheile können unter günstigen Bedingungen einheilen, weiterwuchern und an dem neuen Standort lange erhalten bleiben. 2. Die Wucherungserscheinungen treten erst auf, nachdem ein Theil des verlagerten Gewebes zu Grunde gegangen ist. 3. Abhängig ist das Schicksal der verlagerten Theile nicht so sehr von den Ernährungsbedingungen des neuen Standorts, als von der dem Gewebe immanenten Regenerationsfähigkeit. 4. In manchen Fällen (Speicheldrüse, Hoden, Nebenhoden etc.), handelt es sich bei der Wucherung nicht um eine echte Regeneration, insofern als das neugebildete Gewebe sowohl in Anordnung, wie in Form von dem ursprünglichen erheblich abweichen kann.

Will man diese Versuchsergebnisse auf die Ribbert'sche Geschwulsttheorie anwenden, so kommt man zu dem Schluss, dass die Gewebsverlagerung allein — mag sie extra- oder intrauterin stattgefunden haben — zur echten Neoplasmabildung nicht führt. Nur einen Geschwulstkeim können die verlagerten Theile abgeben, aus denen in Folge uns noch unbekannter Bedingungen eine Geschwulst entstehen kann.

(Ausführliche Veröffentlichung in: Lubarsch, Zur Lehre von den Geschwülsten und Infectionskrankheiten. Wiesbaden, 1899, Verlag v. J. F. Bergmann. Abhandlung 3 u. 5.)

Ziegler stimmt dem Redner bei, dass aus den Experimenten für die Geschwulstlehre Schlüsse nicht zu ziehen sind. Man kann nur sagen, dass Speicheldrüsengewebe, das nach Verletzungen sich örtlich regenerirt, diese Fähigkeit auch nach Transplantation beibehält.

Virchow: Die Erfahrungen mit der Speicheldrüse hat keine Bedeutung für die allgemeine Theorie. Cohnheim hat bekanntlich das Weiterwachsen von Periost in den Lungen nachgewiesen.

Lubarsch verwahrt sich dagegen, dass er generalisire; er habe vielmehr ausdrücklich hervorgehoben, dass die von ihm an der implantirten Speicheldrüse geschilderten Vorgänge in ähnlicher Weise nur noch an Schilddrüsen, Hoden, Nebenhoden und allenfalls Ureter vorkämen, nicht aber an verlagerten Leber- und Nierenstückchen. Er lege aber Werth darauf, dass sogar in den Fällen, wo eine Zeit lang eine starke und atypische Wucherung der implantirten Theile vorkommt, doch die Wucherung bald sistirt und keine Geschwulstbildung daraus entsteht.

Marchand bemerkt Herrn Lubarsch gegenüber, dass dieser die Wucherungsfähigkeit der implantirten Gewebe unterschätzte. M. verweist auf eine grössere Arbeit von Enderlen, welcher nachwies, dass von den erhalten gebliebenen Resten der in die Bauchhöhle implantirten Schilddrüsen (ähnlich der die von v. Eiselsberg, wenn auch nicht in demselben Umfange geschehen war), im Verlauf von mehreren Monaten sehr ansehnliche Neubildung von functionirendem Drüsengewebe ausging. Es kommt hauptsächlich darauf an, unter welche Ernährungsbedingungen die implantirten Theile gesetzt werden; sie bleiben sehr viel besser erhalten, wenn man durch Einschnitte in das zu implantirende Organ das Eindringen gefässhaltigen Bindegewebes ermöglichte. Aehnliche Ergebnisse erhielt Herr Goebell bei der Implantation von Hoden, doch sind diese Versuche nicht lange genug fortgesetzt.

Lubarsch: Es ist nicht dasselbe, ob man ganze Organe in die Bauchhöhle oder kleine Theile eines Organs in die Niere transplantirt. Ferner muss man 2 Fälle unterscheiden: mitunter findet an den implantirten Partieen eine richtige Regeneration statt, das ist namentlich der Fall bei der Schilddrüse. Bei den in andere Organe verlagerten Speicheldrüsen- und Hodenstückchen aber findet keine eigentliche Regeneration statt; das, was an Gewebe neugebildet wird und zurückbleibt, hat nie vollkommen die Structur von Speicheldrüsen oder Hoden, sondern ist reducirt oder atrophisch. Darauf ist Gewicht zu legen, dass selbst in den Fällen, wo die Verhältnisse im Ribbert'schen Sinne besonders günstig zu liegen scheinen, keine Geschwulstbildung eintritt.

---

4. Herr Foà-Turin:

Beiträge zum Studium der normalen und pathologischen Histologie des Knochenmarks.

Meine Herren! Die Riesenzelle des Knochenmarks (Megacaryocyten von Hovel) ist bereits der Gegenstand vieler Studien und vieler Hypothesen über ihre Function gewesen.

In der ersten Zeit, in der man das Knochenmark in seinem normalen und pathologischen Zustande studirte, wurde angenommen, dass die Riesenzellen in engem Zusammenhange mit der Entstehung der weissen Körperchen wären; später glaubte man, dass aus den Riesenzellen farblose Elemente mit homogenem Protoplasma entständen, die sich später in rothe Blutkörperchen verwandelten. Auf diese, später verlassenen Vermuthungen, folgt neuerdings besonders die, dass das Protoplasma genannter Elemente eine chemisch-biologische Eigenschaft habe, nämlich die Albuminoidstoffe, die für die Ernährung dienen, abzusondern (Hovel, Heidenhain).

Das histologische Studium der Megacaryocyten hat bedeutende Structur-Eigenschaften hervorgehoben, besonders durch M. Heidenhain, der zahlreiche Centrosomen entdeckte und dabei ein Exo- und ein Endoplasma beschrieb.

Das erste um den nucleus herum, das zweite zwischen den Kernknospen. Vom Exoplasma hat Heidenhain 3 Zonen beschrieben: eine peripherische, helle und gestreifte, eine mittlere compacte, und eine innere helle um den Kern herum.

Die Beobachtungen einiger Fälle, in denen im Protoplasma der grossen Elemente sich Leukocyten eingeschlossen fanden, liess die Idee aufkommen, dass die Function dieser wesentlich die Phagocitose. Nur neuerdings nahm D. Pugliese, beim Studium der Milz und des Marks vom Igel, die alte Vermuthung wieder auf, dass die grossen Elemente farblose Elemente erzeugten.

Um einige Eigenthümlichkeiten in der Knochenmarkstructur zu beweisen, kann man vortheilhaft einige, neuerdings in die histologische Technik eingeführte Methoden anwenden wie die Methode Mallory und die von Ramon y Cajal (Fuchsin-Indigocarmin). Mit der ersten kann man das Reticulum des Stroma sehr klar darstellen. Bekanntlich nahm man einmal an, dass die markigen Elemente in einer mucösen Substanz lägen, die auch ihrerseits in Verbindungszellen enthalten war, welche untereinander und mit den Blutgefässen in Verbindung standen. Thatsächlich ist das markige Stroma ein Netzgewebe, analog dem der Pulpa splenica und der Lymphdrüsen, auf deren grösseren Trabekeln die Zellen verzweigt angebracht sind, und in deren Maschen sich eine mehr oder weniger reiche Zone mucöser Substanz befindet. Wenn diese überreich ist, sind diese Netzfasern ganz maskirt und schwer zu erkennen. Die Mallory'sche Methode beleuchtet gleichfalls die Existenz verschiedener Protoplasmabeschaffenheiten in den Megacaryocyten. Der Kern ist umgeben und durchdrungen von einem hellen, granulösen Protoplasma, welches nach aussen von einer dichten, compacten Protoplasmazone bekleidet ist.

Eine dritte peripherische Exoplasmazone, wie von Heidenhain beschrieben, zeigt sich bei dieser Methode nicht, aber wohl sieht man eine andere Structureigenheit bei der oben erwähnten Ramon'schen Methode. Bei diesem Färbungsprocess entdeckt man ein helles Protoplasma mit feinen, von Fuchsin roth gefärbten Körnchen um den Kern herum, und eine compacte mit Indigo-Carmingrün gefärbte Protoplasmaschicht. Diese ist jedoch nicht immer reich und vollständig, sondern oft spärlich und unvollständig und dann theilweise lückenlos, oder an der Peripherie des Elements zeigt sich eine granulose Protoplasmazone ebendesselben Protoplasma, aus dem die innere, perinucleäre Zone besteht. Seltener sieht man am Rande des Elementes eine ultraperipherische Emanation eines sehr feinen homogenen Protoplasma, in Form von Bläschen oder Franzen oder Fädchen, in denen Leukocyten eingepfercht sind. Wahrscheinlich ist die Emission dieser ultraperipherischen Zone in Verbindung mit einer Eliminationsfunction einiger Albuminoidsubstanzen seitens der Megacariocyten.

Oft stösst man auf Megacaryocyten, besonders im epihysären Mark junger Kaninchen vollständige Figuren von Caryokinesen. Weder ich noch viele Andere haben jemals die Kerntheilung der des Protoplasma folgen sehen, ebenso wenig habe ich mich von der Existenz einer amitotischen Proliferation oder einer indirecten Fragmentation im Sinne Arnold's überzeugen können. Diese letzte ist, wie dargethan, nur der Effect eines cadaverösen Zustandes des Elementes (Demarbaix), oder die einer besonderen Blutintoxication (Trambusti fand sie bei Diphterie); auch ich konnte bei wiederholten Beobachtungen, unter jeden Fäulnisseffect ausschliessenden Bedingungen, die der indirecten Fragmentation zugeschriebenen Figuren constatiren, in Mark, das ich wenige Stunden nach dem Tode eines gesunden Thieres in Flemming'scher Flüssigkeit fixirt hatte. Gleichfalls habe ich die Existenz freier Riesenkerne gefunden, d. h. solcher, die nicht mehr vom betreffenden Protoplasma umgeben und verwelkt sind, von anomaler Chromatinvertheilung, auch in den mittleren Theilen sehr gesunden Markes junger Kaninchen, das in Flemming oder in meine Sublimatlösung oder in Müller'sche Flüssigkeit gelegt worden war. Solche Kernalteration, unabhängig von jeder Cadaververletzung, hängt nach meiner Ansicht ab von einer vielleicht physiologischen Umwandlung des Elementes, zu dem der Kern gehörte. Es giebt pathologische Zustände in denen sich im Mark eine grosse Anzahl von freien Riesenkernen befinden, in Folge von reicher Protoplasmazerstörung der betreffenden Zellen. Bekanntlich giebt's nicht selten Megacariocyten, die einige Leukocyten im Protoplasma enthalten, und dieses Phaenomen erklärt man als Phagocytose. Heidenhain dagegen erklärt dieses Factum als eine Folge des Todes von Zellprotoplasma und bezüglicher Leukocyten-Invasion.

Eine solche Auslegung kann ich nicht für ganz exact halten, da bisweilen wenigstens der Tod des Protoplasma nicht thatsächlich erwiesen ist, während hingegen die fortschreitende Zerstörung eingewanderter Leukocyten erweisbar ist. Das Phaenomen kommt wahrscheinlich von einer positiven, hemotactischen Action, die vom Megacariocyten auf den Leukocyten ausgeübt wird, wobei nach Vollendung seiner Function, auch das Protoplasma des grossen Elementes zerstört und absorbirt wird, und den betreffenden Riesenkern frei, verwelkt und modificirt zurücklässt. Ich habe viele Versuche gemacht, um zu sehen, unter welchen Umständen sich das Phaenomen des cellularen Phagocytismus im Mark sich intensiver zeigt und habe folgendes gefunden: Die normalen, besonders die schwangeren Kaninchen können einige Exemplare von Phagocytismus aufweisen, aber es handelt sich um wenige Megacariocyten mit 1, 2 oder wenig mehr Leukocyten. In Kaninchen, die seit einiger Zeit eine auf irgendwelche Körpertheile beschränkte Suppuration hatten, war das Mark sehr reich an polimorphen Leukocyten, und sehr viele fanden sich davon im Protoplasma der Megacariocyten.

Dasselbe fand ich einem in schwachem Zustande befindlichen Kaninchen, nach 3 reichlichen Aderlässen, und sehr deutlich in einem schwangeren Weibchen mit acutem Marasmus, künstlich erzeugt durch Injicirung starker Dosen von filtrirten Culturen von diplolococcus lanceolatus. Dagegen wurde keine hervorragende morphologische Veränderung wahrgenommen im Mark der Kaninchen, welche nach Präparirung mit filtrirten Culturen die Probeinfection überstanden hatten, um ihre erworbene Immunität zu constatiren.

Eine reiche Phagocytose habe ich wiederholt beim Kaninchen erhalten durch Einimpfung von 2—3 ccm Lecithin in den Venen; aber Fälle von collossalem Phagocytismus gegenüber polymorphen Leukocyten seitens Megacaryocyten, habe ich beständig bei jungen, an Inanition gestorbenen Kaninchen erhalten, und bei solchen, die plötzlich 10—12 Stunden nach einer Hautverbrennung gestorben sind. Ausser dem Befund zahlreicher Exemplare von so dichtem Phayocytismus, dass eine Megacaryocyt 15—20 polymorphe Leukocyten enthielt, entdeckte man in diesen Fällen, dass diese schon verschiedene Stufen von Intracellular-Verdauung durchgemacht hatten, so dass ein Theil schon zu Kerntrümmern reducirt war. Aus allen diesen Beobachtungen glaube ich schliessen zu können: dass das Knochenmark ein Hauptsitz für die Vernichtung der Leukocyten ist, welche entweder nach Vollendung ihrer Function, oder durch irgend eine Ursache functionsunfähig gemacht, vom Megacariocytenprotoplasma eingeschlossen und verdaut werden.

Das ist die einzige objectiv, nachweisbare Function besagter Elemente, so dass die secretive Function, obwohl sie auf sichtbarer Emission protoplasmatischer Substanz in verschiedener Form an der Peripherie des Elementes basirt, wahrscheinlich immer ein theoretischer Begriff bleibt und den Zweifel nicht ganz ausschliesst, dass die genannte Substanz-Emission pathologischen Ursachen zuzuschreiben sei. Ich halte die Voraussetzung des Ursprunges von farblosen Elementen aus Megacaryocyten durch amitotische Bildung für unbegründet, und habe selbst in Partieen amputirter Milz oder im Mark von Igel, wie D. Pugliese behauptet, sie nicht sehen können.

Unterbindet man ausgewachsenen Hunden, denen man vorher zur Structur-Beobachtung ein Milzfragment ausgeschnitten hat, die Arteria splenica, so kann man nach 40—60 Tagen in der Pulpa der Milz neugebildete Riesenzellen beobachten, identisch denen des Knochenmarks und bisweilen in ihrem Protoplasma einige farblose Leukocyten eingeschlossen finden, weshalb ihre Bedeutung ebenfalls identisch zu sein scheint.

Bisweilen kann in's Blut eingeführte Substanz auf das Protoplasma der Megacaryocyten eine zerstörende Wirkung ausüben; z. B. sah ich im Mark eines jungen Kaninchen, in dessen Venen ich 2 ccm. nicht sterilisirter Milch injicirt hatte, wie es immer dünner und schaumig wurde und nach und nach ganz verschwand. Eine wichtige Alteration des Marks entstand durch Injicirung activer oder mit Chloroform inactiv gemachter Culturen von Staphylococcus aureus in die Venen oder unter die Dura mater. In diesen Fällen nimmt das Mark ein charakteristisch dunkelrothes Aussehen an, das von übermässiger Blutstauung und einem hämorrhagischen Zustande herkommt. Die Thatsache spricht für eine elective Wirkung, die der Staphylococcus, bezw. sein Toxin, auf das Knochenmark ausübt.

Die Megacaryocyten und die anderen Elemente finden sich in diesen Fällen disorientirt, zerstreut, mitten in extravasirtem Blut, oder im Lumen der Blutgefässe. Bei wiederholten subcutanen oder endovenösen Staphilococcus Injectionen bei Kaninchen sah ich, wie die genannten bedeutenden Alterationen sich entwickelten, und fand, besonders ziemliche Haufen von polymorphen Leukocyten im Mark, aber ohne jener übertriebenen Proliferation von markigen Elementen zu begegnen, die Röger der Wirkung des Staphylococcen-Toxins zuschreibt, dem also die Production der Leukocyten für Vertheidigung des Organismus zu verdanken wäre. Ich habe in meinen Experimenten keine grössere Zahl von cariokinetischen Figuren gefunden als die, welche sich im normalen Mark junger Kaninchen befinden, und ich glaube, dass das zahlreiche Vorhandensein von polymorphen Leukocyten im Mark bisweilen davon abhängt, dass sie sich dort vielmehr niedergelassen haben, als dass sie am Orte entstanden wären.

Um noch einmal zusammenzufassen, habe ich beim Kaninchen einem überaus entwickelten Phagocytismus von Seiten der Megacariocyten gefunden bei Inanition, bei Hautverbrennungen, bei Suppuration, bei endovenöser Lecithin-Einspritzung, bei wiederholten Injectionen von filtrirten Culturen von Diplococcus lanceolatus, bei der durch wiederholten Aderlass erzeugten Kräfteabnahme. Ausserdem habe ich schwere Kreislaufstörungen mit verschiedenen Verletzungen der Megacariocyten gefunden: bei intravenösen oder subduralen Injectionen von Staphilococcus aureus oder bei endovenösen Injectionen von nicht stirilisirter Milch. In allen diesen Fällen waren die Markverletzungen begleitet vom Phänomen des Embolismus von Riesenkernen in den Lungencapillaren. Bei einigen meiner Versuche, und ich führe besonders: Inanition-, Lecithin- und Milchinjection, Hautverbrennung, war das Phänomen in grosser Ausdehnung hervorgerufen, sodass man bei jedem mikroskopischen Schnitt 4—5 grosse Kerne in den Capillaren finden konnte, während in normalem Zustande selbst bei Untersuchungen vieler Schnitte nur mit Mühe zufällig einer zu finden war.

Bekanntlich wurde dies Phänomen zuerst von Lubarsch beobachtet, der bewies, dass es auch mit einer endovenösen Injection parenchymatöser Elemente hervorgerufen werden konnte; wie gesagt, auch an normalen Kaninchen kann man die Lungenembolie von Kernen wahrnehmen, die zu Riesenzellen des Knochenmarkes gehören, aber in weit geringerem Grade.

Die Schwangerschaft fördert die Production ein wenig mehr und sie fördert sie bedeutend, wenn zu ihr sich eine Ursache gesellt, welche den Blutlauf des Markes und die Ernährung der Megacariocyten tief alterirt, welche im schwangeren Zustande leichter als im normalen angreifbar zu sein scheinen.

Der embolische Transport der grossen Kerne in die Lungen, bezweckt vermuthlich ihre allmähliche Zerstörung und tritt übermässig auf, alle Mal, wenn eine Ursache die Involution vieler Megacariocyten beschleunigt oder hervorruft, oder den schon von der Natur sehr veränderlichen Blutlauf des Markes alterirt. Ausser den Riesenkernern findet bisweilen auch der embolische Transport anderer Markzellen statt (acidophilen), niemals jedoch erfolgte Thrombose auf das Eindringen von Markelementen in's Blut.

Herr Lubarsch bemerkt, dass nicht er, sondern Aschoff die Embolie von Knochenmark - Riesenzellen entdeckt habe. Bei den von ihm vor Aschoff beschriebenen Embolieen von Knochenmark-Riesenzellen hätte es sich wohl um Osteoklasten gehandelt. — Bezüglich der Ursachen der Knochenzellen-Verschleppung ist Lubarsch derselben Meinung wie Foà.

---

5. Herr v. Recklinghausen- Strassburg i. E.:

Ueber die multiplen Ecchondrosen der grossen Luftwege.

Meine Herren! Das Präparat von multiplen Ecchondrosen der grossen Luftwege, welches ich Ihnen hiermit vorlege, hat mir bei der ersten makroskopischen Betrachtung einen so eigenartigen Eindruck gemacht, dass ich wegen der seltsamen Figuren, die an der Innenseite des Kehlkopfes und der Trachea zu sehen waren, glaubte, etwas ganz Anderes dahinter suchen zu sollen.

In einem Falle von Hornkrebs des Oesophagus, mit grossartiger, secundärer carcinomatöser Veränderung der mediastinalen, lumbaren, portalen und der tiefen Halslymphdrüsen, fand ich nämlich die Tracheal-, weniger die Kehlkopfschleimhaut mit zahlreichen miliaren Tumoren durchsetzt, die namentlich im oberen Theile der Trachea so dicht standen, dass sie zu Wülstchen zusammenstiessen, und dass diese wiederum ein Relief herstellten, welches eine gitter-, oder gar netzartige Anordnung, freilich nur undeutlich, an sich trug. Wegen dieser Netzform war mein erster Gedanke, ob hier nicht eine krebsige Injection von Lymphbahnen der Schleimhaut vorläge, die retrograd, nämlich von dem Lymphdrüsenkrebs her innerhalb des Quellengebiets der Lymphgefässe zu Stande gekommen wäre. Inmitten des Schilddrüsenlappens fand sich in der That ein richtiger metastatischer Knoten, obwohl der primäre Herd ganz auf die untere Hälfte des Oesophagus beschränkt geblieben war.

Bei weiterer Untersuchung indess musste dieser Gedanke aufgegeben werden, da jedes Knötchen aus Knorpelgewebe bestand. Nicht nur ergab sich sofort die Diagnose: Ecchondrosis multiplex, sondern auch die Idendität des Details mit der bekannten Schilderung Virchow's im 1. Band der krankhaften Geschwülstc, S. 442.

In allen wesentlichen Punkten muss ich auf Virchow's Angaben verweisen, um so mehr, da, wie mir scheint, auch seine Nachfolger auf diesem Gebiete hinsichtlich des Thatsächlichen keinen wesentlichen Fortschritt erreicht haben.

Zwei Momente haben späterhin die Diskussion beherrscht. Zunächst die Thatsache, dass die Neubildungen innerhalb der Schleimhaut hauptsächlich über den Zwischenräumen der Knorpelringe erscheinen, viel häufiger als über der Fläche derselben. Zweitens ihre sehr oberflächliche Lage, ihr Eindringen in die obersten Schichten der Schleimhaut bis in die Nähe des Epithels. Als man diese beiden Momente an den multipen Osteomen der Trachea constatirt hatte, als dann F. Steudener (Virchow's Archiv 1868 XLII.) bei keinem Knötchen einen Zusammenhang mit den Knorpeln nachweisen konnte, glaubte er sich berechtigt, diese miliaren Osteome (0,5—1,5 mm) als heteroplastische zu bezeichnen. H. Chiari, Dennig u. A. stimmten dem zu; dagegen wies Eppinger (1880) verbindende Stiele nach, welche aus Knorpel gebildet waren, worauf (1889) Heymann und Hammer das gestielte Aufsitzen der Knochenplatten bestätigten. Endlich konnten die neuesten Autoren Ribbert (Lehrbuch 1896.) und sein Schüler Mischaikoff (Dissert. 1894.) auch für diese Knochenneubildungen bestätigen, dass sie von den tiefen Schichten des Perichondriums durchsetzt werden, was schon Virchow angegeben hatte und dass der Zusammenhang mit den Trachealknorpeln häufiger durch ein besonders geartetes Bindegewebe, als durch richtiges Knorpelgewebe hergestellt wird. Die Osteome entstehen demnach aus richtigen Ecchondrosen mittels metaplastischer Knochenbildung. Liegen die Chondrome oder Osteome wirklich frei in der Schleimhaut, so sind sie wahrscheinlich erst frei geworden, ähnlich wie sich die gestielten Myome aus der Uterussubstanz erheben, darf ich wohl sagen, auch indem ich die feineren Structurverhältnisse der vorliegenden Tumoren in Betracht ziehe. Die Umbildung in Tela ossea, die sogar Höhlen mit Fettmark einschliessen kann, ist deutlich, wenn auch das Chondrom stark überwiegt; auch verkalktes Knorpelgewebe tritt auf, aber in den Hintergrund. Jugendlicher kleinzelliger Knorpel mit sehr durchscheinender Intercellularsubstanz liegt auch unterhalb des Perichondriums, ganz gut unterscheidbar von den übrigen Theilen des Trachealringes.

Macht es daher den Eindruck, als ob an solchen Stellen die Knorpelneubildung noch fortbesteht, so finden sich doch keinerlei Zeichen von Reizung an den Luftwegen oder in den anstossenden Geweben, falls man von den krebsigen Affectionen absieht; Katarrhe und Ulcerationen, mit denen, weil sie in der Nähe gelegen, die Chondrome in eine causale Abhängigkeit gebracht worden sind, fehlen gänzlich.

Das Auffälligste bleibt der Umstand, dass sich diese verknöchernden Chondrome immer nur nach der Schleimhaut hin entwickeln, niemals an der Aussenseite der Knorpelringe. Irgend ein Einfluss, der vom Innern des Kehlkopfs und der Trachea aus wirksam wird, vielleicht ein thermischer, muss wohl im Spiel sein. Die Anomalie der Anlage des Knorpel- oder Perichondriumgewebes (Mischaikoff) reicht allein gewiss nicht aus. Auch für die Annahme, dass Lücken oder Kanäle, z. B. Lymphgefässe für die Neubildung eine günstige Wachsthumsstätte abgäben, konnte ich aus der mikroskopischen Untersuchung keine Anhaltspunkte gewinnen. Unbedingt festzuhalten bleibt dagegen der Ausgang und die Abhängigkeit dieser Knorpel- und Knochenneubildungen von dem physiologischen Knorpelgewebe, deswegen, weil sich diese miliaren Knötchen und Platten immer nur vorfinden, so weit die Trachealringe und der Ringknorpel des Kehlkopfes sich erstrecken, weil sie dagegen an der hinteren Wand der Trachea, in dem rein membranösen Theil der Wandung, in welchem die Knorpelringe unterbrochen sind, gänzlich fehlen wie hier, sicherlich auch in allen früher beschriebenen Fällen.

Ich kann nur die Ansicht äussern, dass es sich wohl um eine Metaplasie gewisser Bindegewebsstränge, die vom Perichondrium in die bedeckende Schleimhaut ausstrahlen, zu Knorpel- und Knochengewebe handeln dürfte, eher als um ein richtiges Aussprossen von Fortsätzen des physiologischen Knorpelbildners in die bedeckenden Weichtheile hinein; denn das Knorpelgewebe der kleinen Tumoren ist von anderer Art als der hyaline Trachealknorpel, ist nämlich immer ein richtiges Faser- oder ein Netzknorpelgewebe. Wegen dieses Auftretens der elastischen Fasern in den multiplen Ecchondrosen kam Virchow zu dem Ausspruch, dass das neugebildete Korn wie eine Nachbildung des Santorini'schen Knorpels aussieht; denn die vorliegenden Neubildungen bestehen schon von Anfang an aus sogenanntem elastischem Knorpel. Diesen wichtigen Umstand haben die späteren Untersucher der Trachealosteome entweder gänzlich übersehen, oder sie erwähnen den Fasergehalt nur ganz beiläufig. Dennoch muss ihm für die Auffassung dieser Geschwülste, namentlich für die Theorie ihrer Entstehung sicherlich eine grosse Bedeutung zugemessen werden.

IV.

Wissenschaftliche Sitzung der Deutschen Pathologischen Gesellschaft.

Mittwoch, den 21. September 1899, Nachmittags 3 Uhr.

Vorsitzender: Herr Rudolf Virchow.

1. Herr M. B. Schmidt-Strassburg i. E.: Demonstration eines Sarkoms im retinirten Hoden.

Das Eigenthümliche des Falles besteht darin, dass der linke Nebenhode sich vom Hoden getrennt hatte und, den Kopf nach unten gekehrt, vor dem äusseren Leistenring im oberen Theil des Scrotum sich fand, während der Hode selbst als ein über kindskopfgrosser sarkomatöser, von Albuginea umschlossener, eiförmiger Körper quer im grossen Becken lag, durch eine Bauchfellduplicatur gegen den linken Samenstrang fixirt. Die Verbindung zwischen Hoden und Nebenhoden wurde hergestellt durch die lang ausgezogenen Coni vasculosi, welche von letzterem durch den Leistencanal zurück und dann durch die Bauchfellduplicatur verliefen, um mit der Art. und V. spermatica in den sarkomatösen Hoden einzutreten.

2. Herr O. Israel-Berlin:

Ueber die Messung des Lichtbrechungsvermögens mikroskopischer Objecte.

(3 Figuren.)

M. H. Bei einem Ueberblick über die Hilfsmittel, deren sich die mikroskopische Forschung in den letzten 25 Jahren etwa bedient hat, zeigt sich das charakteristische Gepräge dieser Periode in dem unbedingten Vorherrschen der Färbungsmethoden und der zu ihrer Anwendung erforderlichen technischen Maassnahmen; alle anderen Wege der Untersuchung kommen gegen sie kaum in Betracht. Dies ist natürlich und berechtigt in Hinsicht auf die ausserordentliche Erweiterung der sachlichen Kenntnisse, welche ihnen, ganz besonders in der medicinischen Histologie, zu danken ist; aber auch auf den anderen Gebieten des organischen Lebens waren die durch sie gewonnenen Resultate so bedeutende, dass das Zurücktreten aller anderen Verfahrungsweisen nothwendig folgen musste.

Der grosse Gewinn, welchen die tinctoriellen Methoden der Wissenschaft gebracht haben, ist fast ausschliesslich der morphologischen Seite der Forschung zu Gute gekommen; die Frage nach dem qualitativen Verhalten unserer Objecte ist zwar oft berührt worden, aber hat nur selten eine ausreichende Beantwortung gefunden; von dem Ideal einer „Farbenanalyse“ sind wir immer noch sehr weit entfernt. Die Gründe dafür brauche ich hier nicht zu erörtern, sie liegen für Jeden auf der Hand, der sich mehr mit diesen Methoden beschäftigt und namentlich auch den Gang der technischen Entwickelung verfolgt hat.

Ohne den Werth der Färbungsverfahren nur im geringsten zu unterschätzen, kann man dennoch das Bedürfniss nach einer Erweiterung unserer Methodik in anderer Richtung empfinden, und gerade dem pathologischen Anatomen liegt die Qualitätsfrage im pkysikalisch-chemischen Sinne, neben der morphologischen, im allgemeinen noch näher, als den Vertretern anderer Disciplinen. So waren es auch bestimmte Fragen der Pathologie, auf die ich hier noch nicht eingehen will, welche mich zu dem Vorgehen veranlassten, über das zu berichten Sie mir jetzt gestatten wollen.

Die Schwäche der Färbungsmethoden liegt darin, dass es nicht möglich ist, die Bedingungen ganz zu beherrschen, welche eine gleichmässige Einwirkung der Färbemittel auf die morphologisch so mannigfaltigen Bestandtheile der Objecte gewährleisten. Hierdurch kommt es, dass ein sehr grosser Theil der Beobachtungen subjectivem Ermessen anheimfällt, und deshalb wollte es mir scheinen, dass neue Methoden zunächst dahin zielen müssten, das subjective Moment mehr einzuschränken, als dies bei der üblichen Art der mikroskopischen Betrachtung geschieht; muss doch jedes objectiv feststellbare Merkmal eines Körpers von grösserem Werthe für seine analytische Behandlung sein, als eine Summe nicht messbarer Erscheinungen, die von ihm ausgehen.

Allzu reich an Methoden, welche als objectiv gelten können, sind wir nicht: Die photographische Abbildung und die darauf beruhende Messung, die durch das Plattenmodellirverfahren auf eine hohe Stufe gebrachte plastische Reconstruction, welche der morphologischen Forschung in hohem Masse dienen, die Untersuchung im polarisirten Lichte, die spektroskopische Methode und die Anwendung monochromatischen Lichtes, die sich auf ein bisher recht enges Gebiet beschränken, sind neben relativ spärlichen chemischen Reactionen, welche auf organische Substanzen unter dem Mikroskop anwendbar sind — die anorganische Seite ist erheblich besser daran — der Bestand an objectiven Mitteln, über den wir verfügen.

Ich will Ihre Geduld nicht durch die Erwägungen in Anspruch nehmen, welche mich veranlassten, gerade in der eingeschlagenen Richtung vorzugehen. Wer neben den durch ätherische Oele, Balsam, Glycerin und andere Substanzen von hohem Lichtbrechungsvermögen homogenisirten Körpertheilen die Gewebe auch unter Bedingungen mikroskopirt, die sie von ihrem ursprünglichen Zustande weniger entfernen, z. B. in den sogenannten indifferenten Zusatzmitteln, auch in Wasser, dem wird die Mannigfaltigkeit der Unterschiede nicht entgehen, welche durch die verschiedene Durchsichtigkeit und das Lichtbrechungsvermögen der Gewebsbestandtheile hervorgerufen werden.

In der histologischen Literatur begegnen wir täglich Aeusserungen über stärker oder schwächer lichtbrechende Bestandtheile der Gewebe, aber es ist bisher noch nicht der Versuch gemacht worden, Brechungsexponenten ihrer Bestandtheile zu messen und dadurch ein weiteres, objectiv feststellbares Merkmal für die Diagnose zu gewinnen. Nur im Groben ist an Bestandtheilen des thierischen Körpers von G. Valentin, der im Anfange der 60er Jahre sich auch um die Einbürgerung des Spektroskopes in der wissenschaftlichen, besonders auch ärztlichen Praxis verdient gemacht hat, mittels eines Abbe'schen Refractometers der Brechungsexponent einer grossen Reihe von Körperflüssigkeiten und auch von Geweben bestimmt worden, wobei der Mangel ausreichender Homogenität und die complicirtere Natur grösserer Gewebsantheile erschwerend in's Gewicht fielen[1]). Je mehr wir nun aber das Bild der Gewebe vergrössern, desto umfangreicher wird der Kreis derjenigen homogenen Bestandtheile, welche die für die Bestimmung ihres Brechungsexponenten erforderliche Ausdehnung haben, und es bedarf nur eines geeigneten Hilfsmittels, um die Verzögerung zu messen, welche das durch sie hindurchtretende Licht auf seinem Wege erfährt.

Das menschliche Auge besitzt nicht die Fähigkeit, die qualitative Aenderung des Lichtes beim Durchtritt durch durchsichtige Körper direct wahrzunehmen. Was wir als Differenzen des Lichtbrechungsvermögens ansprechen, erkennen wir an secundären Erscheinungen, die sich an der Grenze zweier Medien von verschiedener optischer Dichte in Form von sogenannten Refractionsrändern zeigen, es dürfte aber Niemandem möglich sein, wenn ihm unter dem Mikroskop ein ganzes Gesichtsfeld, z. B. von Oel, vorgelegt wird, dieses von einem solchen zu unterscheiden, wo sich zwischen Objectträger und Deckglas nur Luft befindet, obwohl beispielsweise der Brechungsexponent des von mir als Vergleichsobject benutzten Oeles 1,42 beträgt, während 1 derjenige der Luft ist. Erst die Verschiedenheit der Randreflexion bestimmt unser Urtheil, ob eine Substanz stärker oder schwächer lichtbrechend ist gegenüber dem angrenzenden Medium.

Ist die optische Dichte ein Product der molecularen Zusammensetzung eines Körpers, so war die Aufgabe, nach einem Hilfsmittel für ihre Feststellung an mikroskopischen Objecten zu

---

[1]) Pflüger's Archiv Bd. 17, S. 255f.; Bd. 19, S. 78; Bd. 20, S. 283; Bd. 22, S. 559.

suchen, an sich berechtigt, und ich wandte mich deshalb im Anfange dieses Jahrzehnts an einen der hervorragendsten Förderer der wissenschaftlichen Optik, dem ich für seine eingehende Beschäftigung mit meiner Frage zu grossem Danke verpflichtet bin, mit der Bitte um Angabe eines geeigneten Instrumentes. Das Resultat war jedoch, dass keins der damals gebräuchlichen refractometrischen Verfahren zur Anpassung an die mikroskopische Untersuchung geeignet sei. Erst einige Jahre später trat ich an Herrn Professor E. Pringsheim in Berlin mit dem gleichen Ansinnen heran. Seiner grossen Bereitwilligkeit und erfolgreichen Beschäftigung mit der Aufgabe danke ich den Apparat, dessen Bekanntschaft ich Ihnen hier vermitteln möchte, und der in der That geeignet ist, eine refractrometrische Messung auch an Einzelbestandtheilen der Gewebe vorzunehmen.

Pringsheim berechnete im Anschluss an Jamin's Spiegelapparat und ein auf ähnlichem Princip beruhendes Interferentialmikroskop von J. L. Sirks[1]), das zur Dickenmessung dünner Plättchen mit sehr schwacher Vergrösserung diente, ein Interferenz-Refractometer, das bei den praktischen Versuchen eine Ausnutzung bis zu 100maliger Vergrösserung zuliess und es erlaubt, Objecte zu bestimmen, die in wenigstens einer Richtung eine Ausdehnung von etwa 30 μ besitzen.

An Stelle einer Theorie des Apparates, die ein weiteres Eindringen in die höhere Optik erfordert und deshalb von Herrn Professor Pringsheim an anderer Stelle gegeben werden soll[2]), möchte ich mir hier nur erlauben, das Princip seiner Wirksamkeit soweit zu entwickeln, wie dies zum Verständniss seiner Anwendung nothwendig ist.

Der Apparat (vergl. Fig. 1) besteht im Wesentlichen aus zwei dicken, schwach keilförmigen Spiegeln A und B, deren Flächen A'' und B'' versilbert sind. Ein einfallender Strahl La theilt sich an der Fläche A' des Spiegels A in 2 Componenten $a\ b\ s'\ b'\ d$ und $a\ s\ a'\ b^2\ d'$, welche durch die Linse S in R vereinigt werden und, da sie von demselben Punkte stammen, hier interferiren.

Die nach verschiedenen Punkten der Ebene F zielenden beiden Componenten haben nun verschiedene Gangunterschiede. Beträgt

---

[1]) Handl. van het vierde Nederl. Nat. en Geneesk. Congres, Groningen 7—8. April 1893, p. 92—95.

[2]) Ist inzwischen in der Sitzung der Physikalischen Gesellschaft zu Berlin am 2. December 1898 geschehen; siehe Verhandl. derselben S. 152—156.

der Gangunterschied 0, λ, 2 λ u. s. w., so verstärken sich die beiden Componenten, bei einem Gangunterschied von $^1/_2\,\lambda$, $^3/_2\,\lambda$ u. s. w. heben sie sich auf. So kommt in der Ebene *F* ein System von

Fig. 1.

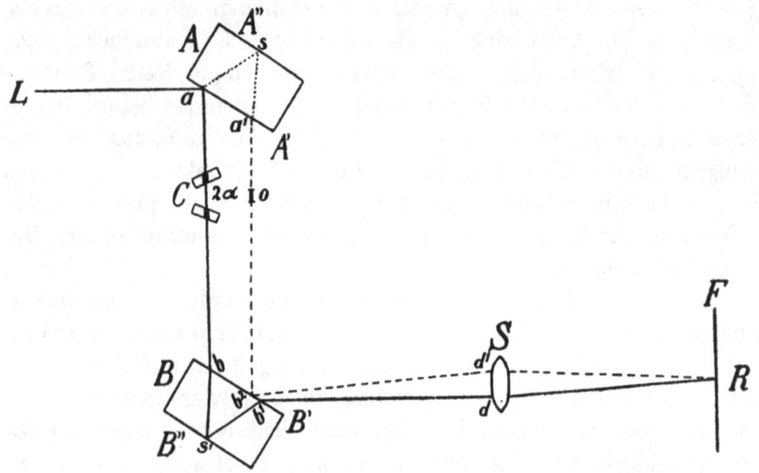

Strahlengang im Interferenz-Refractometer.

Interferenzstreifen zu Stande, die man nach Belieben mit einem Ocular betrachten kann.

Gleichzeitig entsteht in *R* ein reelles Bild eines Objektes *O*, das in dem Strahl $a'\ b^2$ eingeschaltet ist. Je nach dem Brechungsexponenten der einzelnen Stellen des Objectes verschieben diese Stellen die Interferenzstreifen um einen bestimmten Betrag. Die Ablenkung kann durch die Einfügung einer gleichwerthigen optischen Länge in den Strahl *a b*, etwa bei *C*, wieder aufgehoben werden, sodass die compensirende Länge *C* ein Mass für die Verzögerung durch das Objekt *O* giebt.

Wird durch Aenderung der Compensatorlänge (Verkleinerung oder Vergrösserung des Neigungswinkels der Compensatorplatten s. u.) die ursprüngliche Streifenstellung wieder hergestellt, so entspricht die Zahl der durch die Ocularmarke wandernden Streifen der eingeschalteten Compensatorlänge. Bei Benutzung gemischten Lichtes haben die Streifen für die verschiedenen Farben verschiedene Abstände. Wo ein dunkeler Streifen von allen Farben auf dieselbe Stelle fällt, findet völlige Auslöschung statt. Dieser achromatische Streifen dient zur Beobachtung der Ablenkung.

Ist einmal der dunkele Streifen eines Mediums zwischen den Ocularfäden fixirt, so wird nach Einbringung des in Frage stehenden Objectes gezählt, wieviel Streifen die Fäden passiren müssen, bis in Folge der Drehung des Compensators der dunkelste Streifen des Untersuchungsgegenstandes sich zwischen den Fäden eingestellt hat.

Für die Beobachtung der wandernden Streifen muss möglichst monochromatisches Licht angewandt werden, weil im gemischten Lichte die Streifen, mangels völliger Auslöschung an den Interferenzpunkten, so schnell abblassen, dass nur bei Objecten von sehr nahestehender Verzögerung eine continuirliche Zählung möglich ist. Bei Objecten von grösserer Differenz ist dies nur durch die vollständigere Auslöschung in einfarbigem Lichte zu erreichen.

Selbstverständlich ist, dass das Object in einer Weise in den Strahlengang gebracht wird, welche den Bedingungen der Messungsmethode entspricht; deshalb muss es senkrecht zu dem benutzten Strahlenantheil zwei parallele Flächen aufweisen, und mit ihm müssen zwei gleich starke Schichten von Substanzen mit bekannter Brechung gemessen werden, um auf diese Weise von der Dicke der Präparatenschicht unabhängig zu werden. Demnach müssen solche Substanzen, falls sie nicht von vornherein in dem Präparate vorhanden sind, hineingebracht werden.

Als Objectträger und Deckglas dienen planparallel geschliffene Gläser von gleicher Stärke, deren optische Länge auf dem Wege des anderen Strahlenantheils bei der Nullstellung des Compensators compensirt ist.

Eine provisorische Construction, die abgesehen von der theoretischen Ausarbeitung auch in praktischer Beziehung viel Mühe und Sorgfalt erforderte und durch äussere Umstände manche Störung erfuhr, ergab schliesslich Herrn Pringsheim das gewünschte Resultat, und ich benutze gern den sich bietenden Anlass, um auch hier Herrn Pringsheim meinen aufrichtigen Dank auszusprechen, nicht nur für die Construction des Refractometers, sondern auch für die vielfache Belehrung, die ich dabei von ihm genoss.

Für die praktische Verwerthung des Interferenz-Refractometers war es nun nothwendig, die provisorische Construction an das Mikroskop derartig anzupassen, dass es sich einestheils der bewährten gebräuchlichen Form des Statives einfügte und andererseits ohne grössere Schwierigkeiten, als sie der Gebrauch des Mikroskopes an sich macht, gehandhabt werden konnte. Dieser Aufgabe unterzog ich mich in Gemeinschaft mit dem wissenschaftlichen Mitarbeiter der Firma Franz Schmidt & Haensch, Herrn Dr. F. F. Martens; einen wie grossen Antheil der Letztere an der definitiven Gestaltung des Apparates hat, möchte ich auch an dieser Stelle mit herzlichem Dank hervorheben.

So habe ich denn bei einem mittleren Zeiss'schen Stativ an Stelle des Spiegels auf dem für diesen bestimmten Schlitten nicht nur den Spiegelapparat, sondern auch das schwache Objectivsystem anbringen lassen, denen in Verbindung mit Objecttisch und Compensator Herr Martens die zweckmässige Form gab, in der sie jetzt vorliegen. Als Ocular dient ein zusammengesetztes Mikroskop, das durch den Tubus des Statives mit Ocular und einem schwachen System gebildet wird. Ausserdem liess ich an dem Compensator eine graduirte Trommel anbringen, mittels der die Strecke, welche die Interferenzstreifen bei der Compensirung durchlaufen, direct gemessen wird. Dies hat den grossen Vortheil, nicht nur die Messung viel genauer zu gestalten, als es durch Schätzung etwaiger Bruchtheile eines Streifenabstandes möglich ist, sondern auch die Anwendung monochromatischen Lichtes unnöthig zu machen, wodurch die Versuchsanordnung in hohem Maasse vereinfacht und erleichtert wird.

Einen passenden Compensator construirte Herr Martens, indem er ihn aus zwei Glasplatten herstellte, die durch eine Mikrometerschraube in entgegengesetztem Sinne um gleiche Winkel gedreht werden und je nach der Grösse ihres Neigungswinkels 2α, vgl. S. 122 einen verschiedenen Gangunterschied hervorbringen.

Eine zweckmässigere Lichtquelle, als das schon bei den ersten Experimenten von Herrn Pringsheim benutzte Zirkonlicht ergaben auch die ferneren zahlreichen Versuche nicht.

In dieser Gestalt ermöglicht der Apparat die Bestimmung des Brechungsexponenten irgend eines mikroskopischen Objectes derart, dass der Abstand der in ihm sichtbaren dunkeln Streifen von dem dunkeln Streifen des einen der im Präparate befindlichen Medien mit bekannter Brechung gemessen, und ebenso der Abstand der dunkeln Streifen beider bekannten Medien von einander ermittelt wird. Zu diesem Zwecke müssen in jedes Präparat zwei Medien eingefügt sein, deren Exponent entweder schon von vornherein bekannt ist oder durch einen besonderen Versuch festgestellt wird. Keine Schwierigkeit macht es, in jedem Präparate Luft mit dem Brechungsexponenten 1 zu haben. Für albuminöse Substanzen ist dann eine mit Wasser nicht mischbare Flüssigkeit hinzuzusetzen, z. B. Olivenöl, dessen Lichtbrechung mit einem der gebräuchlichen Refractometer im Groben, oder auch mit unserem Apparat bestimmt wird. Letzteres geschieht sehr einfach durch Anfertigung eines Präparates aus je einem Tröpfchen Oel und Aq. destill. (n = 1,333).

Fig. 2.

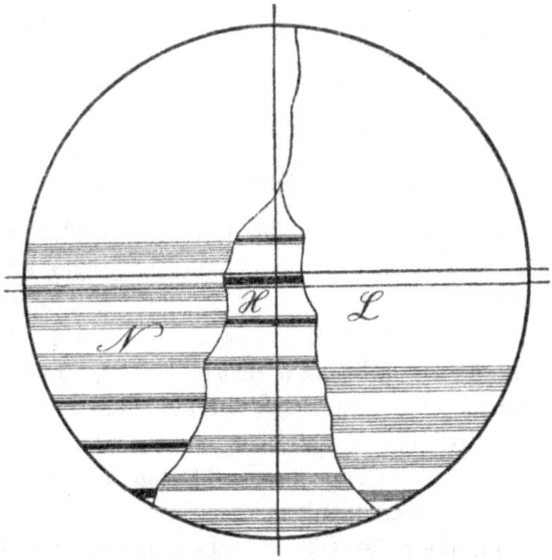

Schema eines Gesichtsfeldes mit 3 Medien.

N und *L* (Luft) als Normalen mit bekannten Exponenten. In der zu untersuchenden Substanz *X*, ist der dunkele Streifen zwischen den Ocularfäden eingestellt.

Bringt man beide Substanzen mittels Glasnadeln oder feiner Platinösen dicht neben einander auf den Objectträger und deckt mit dem Deckglase zu, das darauf durch festes Paraffin befestigt wird, so findet sich irgendwo eine Stelle, wo dicht bei einander Luft, Wasser und Oel durch scharfe dunkele Contouren begrenzt, zu sehen sind. In Fig. 2 ist eine derartige günstige Anordnung dargestellt, welche die Messung schon in einem Bruchtheile des Gesichtsfeldes ermöglicht. Der völlige Parallelismus der Interferenzstreifen ist der directe Ausdruck der an der gemessenen Stelle gleichmässigen Schichtdicke in den drei Medien, die demnach bei der Berechnung der Werthe keine weitere Berücksichtigung erheischt.

Die Berechnung findet nach der Formel statt:

$$n_3 = n_1 + (n_2 - n_1) \cdot \frac{s\,13}{s\,21}$$

wobei s die Zahl der Streifen bedeutet, welche von dem einen der mit *1*, *2* und *3* bezeichneten Medien zum andern wandern, sobald der dunkele Streifen jedes Medium zwischen den Fäden eingestellt wird.

Wird statt der Zahl der verschobenen Streifen der Werth der Trommeldrehung in die Gleichung eingesetzt, so lautet die Formel:

$$n_3 = n_1 + (n_2 - n_1) \frac{\alpha_3^2 - \alpha_1^2}{\alpha_2^2 - \alpha_1^2},$$

oder wenn Medium *1* Luft, also $n_1 = 1$ ist

$$n_3 = 1 + (n_2 - 1) \frac{\alpha_3^2 - \alpha_1^2}{\alpha_2^2 - \alpha_1^2},$$

wobei $2\,\alpha$ dem Neigungswinkel der Compensatorplatten entspricht.

Die Schichtdicke der Präparate muss so gering sein, dass der dunkele Streifen nur eine beschränkte Anzahl von Streifenabständen, nicht mehr als 6—8, in den drei Medien wandert. Bei dickeren Schichten und dabei grösserem Abstande der dunkeln Streifen läuft der Beobachter Gefahr, sich infolge der verschiedenen Dispersion der Medien um einen oder selbst mehr ganze Streifen zu irren, was um so sicherer ausgeschlossen ist, je dünner es gelingt, die Schicht herzustellen.

Bei der Dünnheit der Objecte ist es meistens nicht möglich, an der Beschaffenheit der Contouren die flüssigen Substanzen zu unterscheiden. Eine sichere Auskunft ist jedoch dadurch gegeben, dass bei Verkleinerung des Compensatorwinkels die Streifen zuerst in dem stärker brechenden Objecte zwischen den Doppelfäden auftreten, bei Vergrösserung des Winkels in umgekehrter Reihenfolge. Die Gewebsbestandtheile, welche ihrer Mehrzahl nach höchstens als halbflüssig erscheinen, oder wie die Fette und das Nervenmark bei Körpertemperatur in charakteristischen Tropfenbildungen auftreten, schliessen schon durch ihre Formverhältnisse Verwechselungen aus.

Bei dem grossen Umfange des der Untersuchung mit dem Interferenz-Refractometer zugänglichen Gebietes bin ich nicht im

Stande, nennenswerthe Uebersichten über das Verhalten grösserer Gruppen von Gewebsbestandtheilen zu geben. Allgemeinere, weitgehende Einblicke zu gewinnen, ist nur durch langwierige Arbeit und auch nicht seitens eines Einzelnen möglich, dies kann nur dadurch in absehbarer Zeit erreicht werden, dass die Einzelgebiete für sich bearbeitet werden.

Ich bin deshalb, wenngleich bestimmte Fragen mich von Anfang an besonders beschäftigten, ja geradezu den Anlass zu dem speciellen Interesse für das Lichtbrechungsvermögen gewisser Substanzen boten, im Wesentlichen doch nur daran gegangen, gewissermassen Stichproben anzustellen, welche in erster Linie den Zweck hatten, die Methodik der Präparationen für die refractometrische Untersuchung auszubilden.

Den einfachen Modus für die Untersuchung vollkommener Flüssigkeiten habe ich bereits besprochen; in gleicher Weise, wie bei diesen Objecten, müssen auch in den Gewebspräparaten neben dem Prüfungsobject zwei Normalen vorhanden sein, Luft und eine dem Untersuchungsobject angemessene Flüssigkeit, d. h. eine Substanz, in der es nicht löslich ist.

In weitestem Umfange ist als zweite Normale irgend ein neutrales Oel geeignet, das, soviel ich zu übersehen vermag, bei den für anatomische und pathologische Fragen in Betracht kommenden Objecten nur dann nicht verwendbar ist, wenn sich Fett oder fettähnliche Substanzen in den Präparaten finden. Für diese ist es nöthig, wässerige Flüssigkeiten als zweite Normale zu nehmen, was allerdings eine kleine Cautele erfordet. Immer werden ausserordentlich kleine Stückchen des zu untersuchenden Gewebes, am besten unter dem Präparirmikroskop mit einer feinen Scheere entnommen und schnell neben dem Tröpfchen der Normalen auf den kleinen Objectträger gebracht; schnell wird dann ein zweiter als Deckglas dienender Objectträger darüber gedeckt, durch einen sanften Druck die weiche Substanz in dünnster Schicht ausgebreitet und durch Paraffinumrandung der Objectgläser fixirt.

Bei dem hohen Wassergehalt der organisirten Substanzen können diese der Mehrzahl nach als incompressibel angesehen werden; eine durch Aenderung der inneren Spannung entstehende Abweichung der optischen Dichte und entsprechenden Einfluss auf die Interferenzerscheinungen habe ich bei meinen Präparaten niemals beobachtet, selbst nicht bei verhältnissmässig so sprödem

Material, wie es amyloid infiltrirte Theile darbieten. Erweist es sich als bequem, die zu untersuchenden Stückchen aus Gewebschnitten zu entnehmen, die zuvor mit dem Mikroskop durchgesehen wurden, so ist es selbstverständlich, dass diese nur in

Fig. 3.

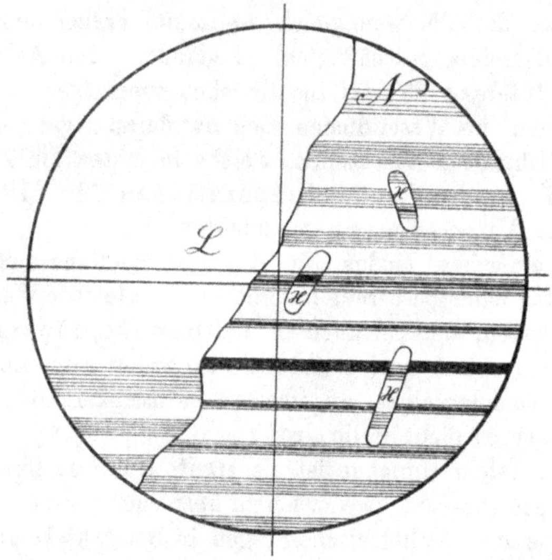

Gesichtsfeld bei der Messung des Brechungsexponenten von Harncylindern (schematisirt).

X Harncylinder,
N Urin,
L Luft.

In dem von den Fäden durchschnittenen Harncylinder ist der dunkele Streifen eingestellt, während derjenige in *N* etwa 2 Streifenabstände davon entfernt ist.

ihrer eigenen Gewebsflüssigkeit, nicht in einer Zusatzflüssigkeit untersucht werden dürfen, was in den meisten Fällen eine durchaus genügende Orientirung zulässt.

Für die Messung von Fetten und ähnlichen Substanzen verfährt man so, dass das kleine Stückchen für $^1/_4$—$^1/_2$ Stunde in einer Schale mit 0,6 % Kochsalzlösung extrahirt und dann mit einem Minimum der daran anhaftenden Flüssigkeit zwischen die Gläser gebracht wird. Der Exponent dieser Lösung ist 1,338 gegen 1,333 des destillirten Wassers. Eine Controlle der zur Extraction benutzten Lösung ergiebt, dass der aus dem kleinen

Gewebstückchen extrahirte Gewebsaft nicht ausreichend ist, um eine messbare Aenderung des Exponenten zu bewirken.

Auch bei nicht fettigen Objecten kann die Anwendung wässeriger Normalen gelentlich von Nutzen sein, weil die Forderung, dass das Object und beide Normalen möglichst nahe bei einander im Gesichtsfelde liegen, so am einfachsten zu erfüllen ist. Das ist bei Objecten der Fall, die sich nur in geringer Anzahl in einer relativ grossen Quantität Flüssigkeit zerstreut finden, wie z. B. Harncylinder (vergl. Fig. 3), die selbst im Centrifugenrückstand nur einen kleinen Volumtheil ausmachen.

Bei der Einfachheit und Schnelligkeit der einzelnen Messungen in einem einmal hergestellten Präparat ist es empfehlenswerther, nicht auf den Zufall zu rechnen, dass irgendwo in einer grösseren Anzahl von Präparaten Harncylinder, Oel und Luft in der günstigen Constellation sich einmal finden werden, sondern nur ein Präparat in der gewöhnlichen Weise mit dem Oeltröpfchen herzustellen und dann 1) Stellen, in denen Luftblasen und Harncylinder sich in nächster Nähe bei einander finden, unter Benutzung des in dem Präparate allgegenwärtigen Urins als zweite Normale, zu messen, und 2) den Exponenten des Urins mittels Luft und Oel zu bestimmen, um ihn in die erste Gleichung als nN einsetzen zu können.

Besondere Massnahmen erfordern auch Objecte, die wegen der Kleinheit ihrer Componenten keine Einzeluntersuchung derselben zulassen, oder in grösseren, immer noch mikroskopischen Verbänden nicht die wünschenswerthe Homogenität aufweisen. So reicht die bis jetzt mögliche Vergrösserung nicht aus, um die Refraction einzelner Bakterien zu messen. Dennoch ist ihre refractometrische Bestimmung nicht ausgeschlossen, weil es leicht ist, sie in Culturen in grösserer Menge in dünner, sogar bei grösseren Formen noch hinreichend durchsichtiger Schicht auszubreiten. Selbst Reinculturen von Hefen geben genügend durchsichtige Schichten. Bei derartigen Präparaten tritt leicht eine Erscheinung auf, die auch bei manchen Gewebspräparaten Berücksichtigung erfordert; es zeigt sich stellenweise in den Randpartien eine andere Refraction, als in den centralen. Die in letzteren geradlinigen, parallelen Interferenzstreifen erscheinen nahe den Rändern mehr oder weniger unregelmässig gekrümmt. Das beruht darauf, dass in der Randzone nicht, wie den centralen Theilen, nur das Untersuchungsobject sich zwischen den parallelen Flächen findet, sondern hier die Normalflüssigkeit zwischen die Einzelorganismen eingedrungen ist, deren Lichtbrechung an diesen Stellen durch die der Normalen störend beeinflusst wird. Es erfordert nur etwas Geduld und eventuell einige neue Präparate, um bessere, für die Messung geeignete Stellen zu finden.

Solche Objecte brauchen, wie bereits erwähnt, nicht völlig homogen zu sein; eine ziemlich bemerkbare Trübung hebt die Messbarkeit noch nicht auf; sind die Streifen nicht so scharf und nicht absolut geradlinig, wie in ganz homogenen Medien, sondern entsprechend dem Korn des Objectes feinwellig, zitterig könnte man sagen, so ist es doch nicht schwer, durch symmetrische Einstellung auf die Parallelfäden noch eine ausreichend genaue Messung vorzunehmen, besonders wenn sich die körnige Substanz in einem grösseren Theile des Gesichtsfeldes oder in zwei entgegengesetzten Abschnitten desselben findet. Haben diese entferntliegenden Stellen trotzdem die für eine sichere Messung erforderliche gleiche Dicke, so zeigt sich dies daran, dass der dunkelste Streifen in ihnen zu gleicher Zeit zwischen den Fäden erscheint.

Eine andere Behandlung lassen nicht ausreichend homogene Gewebsbestandtheile zu, nämlich die Quellung durch Pflanzensäuren oder dünne Alkalien. Vorzugsweise habe ich schwache Essigsäure verwandt, die dann auch in der früher erörterten Weise als zweite Normale verwerthet wird. So sind beispielsweise gewisse Fibringerinnsel derartig feinfaserig, dass sie für die Beobachtung bei 100maliger Vergrösserung sehr gewinnen, wenn sie durch Essigsäure homogenisirt werden. Wird auf diese Weise auch nicht der Exponent des ursprünglichen Fibrins bestimmt, so liegt es doch auf der Hand, dass sehr wohl auf diesem Wege (beispielsweise von gleichartig behandeltem Bindegewebe, fibrinoider Substanz und Fibrin) Zahlen gewonnen werden können, die direct vergleichsfähig und diagnostisch verwerthbar sind.

Wir kommen damit zu einem Modus der Untersuchung, der die grösste Variation der angewandten Reagentien zulässt. Nicht nur für die technische Anpassung der verschiedenartigen Objecte, sondern ganz besonders für die qualitative Analyse der organischen Bildung kommen Reagentien der verschiedensten Gruppen in Betracht, insofern ihre Bindung den Berechnungsexponenten verschiedenartig alterirt, oder sich durch Extraction Reste ergeben, die wie, die natürlichen Substanzen, die vergleichende Prüfung ihres Lichtbrechungsvermögens erlauben.

Ich will auf die Fülle der sich bietenden Aufgaben hier nicht eingehen; ein Jeder wird dies auf seinem besonderen Gebiete besser können. Es ist zwar viel, sehr viel Arbeit zu leisten, bis das refractometrische Verfahren seinen festen Platz in der Reihe der analytischen Methoden einnehmen kann, aber man glaube nicht, dass es sich dabei um trockene, langweilige Registrirung von Zahlen und unvermittelt nebeneinander stehenden Werthen handelt. Im Gegentheil, meine ich, geht schon aus den voraufgegangenen kurzen Darlegungen hervor, dass fast jede Gruppe von mikroskopischen Objecten, von den anorganischen habe ich überhaupt noch nicht gesprochen, ihre besonderen Ansprüche an die Behandlung, eine jede wissenschaftliche Frage neue Aufgaben an den Untersucher stellt.

Indem ich allen Denen, welche den Werth eines weiteren, objectiv feststellbaren Merkmals schätzen, die neue Methode übergebe, schliesse ich mit dem Ausdrucke des geziemenden Dankes an das Curatorium der Stiftung der Gräfin Luise Bose für die Gewährung der Mittel zu dieser Untersuchung.

---

3. Herr Jürgens-Berlin:

a) Demonstration eines weiblichen Beckens ohne Promontorium.

Meine Herren! Das Ihnen hier vorliegende weibliche Becken stammt von einer älteren Frau, welche von ihrer Geburt an, also das ganze Leben hindurch in liegender Stellung hat zubringen müssen. Es handelt sich also um die typische Form eines sog. „Liegbeckens“. Die Lendenwirbelsäule steht mit dem os sacrum fast in einer Linie; letzteres mit sehr schwacher Krümmung. Die ganze Form des Beckens ähnelt in manchen Stücken derjenigen des Neugeborenen. Conjugata vera grösser als Diameter transversus.

Beckenmaasse:	Conj. vera	12,3
	Diam. transv.	11,6
	Dist ant. Sacro-cotyl. d.	10,9
	„ „ „ „ s.	11‘2
	Sp. sup. anterios . . .	21,5
	Cr.	21,4
	tub.	7,5
	Spie.	6,7

Leichte seitliche Verkrümmung der Brustwirbelsäule. Supracartilaginäre Exostosen der Wirbel in leichter Form auch an dem ersten Kreuzbeinwirbel und letzten Lendenwirbel. Becken leicht und klein.

Herr Jürgens-Berlin:

b) Ueber pigmentirte Protozöen.

Meine Herren! Gestatten Sie mir zunächst in Anknüpfung an meinen Vortrag über das durch Impfung erzielte mediastinale Sarkom beim Kaninchen einige Bemerkungen zu machen, nach welchem Principien und Methoden die Impfung von sarkomatösen Gewebstheilen auf Kaninchen ausgeführt wurde. Vor der Uebertragung wurde das Impfmaterial durch einen Mörser möglichst fein zerkleinert, um etwa specifische Krankheitserreger aus den Geweben resp. Zellen zu befreien, und um zugleich die Gewebselemente zu zerstören. Es entsteht auf diese Weise gewöhnlich eine milchige Flüssigkeit, die zur Verwendung kommt. Nach sehr vielen vergeblichen Versuchen mit Uebertragung grösserer Gewebsstücke von menschlichen Geschwülsten auf Thiere, kam ich zu der Ueberzeugung, dass die Entstehung neuer Geschwülste durch Impfung nur denkbar sei, dadurch dass Krankheitserreger aus den völlig zerstörten Gewebstheilen übrig bleiben und nach der Impfung auf die Gewebe des Versuchsthieres übergehen. Untersucht man das Peritoneum eines Thieres, bei dem eine Impfung mit melanotischem Sarkom ohne Bildung neuer Geschwülste verlief, so findet man nach einer gewissen Zeit das übertragene Material als abgestorbene, amorphe, diffus braun gefärbte Substanz abgelagert, auf der serösen Haut sind solche Theile gross, dann werden sie alsbald abgekapselt und verkalken sehr rasch; kleinere Theile werden völlig durch Resorption entfernt, so dass Fälle vorkommen, wo man nach einer gewissen Zeit nichts mehr von den geimpften Massen findet, das Peritoneum ist völlig intakt. Obgleich derartige Uebertragungen merkwürdiger Weise fast nie eine Peritonitis zur Folge haben, kommt es leider sehr häufig zur Bildung der bekannten käsigen Eiterherde, woran die Thiere oft erst nach langer Zeit zu Grunde gehen. Bei den erfolgreichen Uebertragungen von melanotischem Sarkom kann man leicht beobachten, dass in dem amorphen Impfmaterial die bekannten braunschwarzen Pigmentkörper nicht allein übrig geblieben sind, sondern auch auf das umgebende Gewebe übergegangen sind, und in Folge dessen entwickelte sich hier allmählich die sarkomatöse Wucherung. Es tritt also in Anbetracht dieser Beobachtung die Frage auf, sind diese Pigmentkörper leblose Pigmentschollen oder lebende Organismen? Für die Untersuchung dieser Frage war die Thatsache von Wichtigkeit, dass bei vielen gesunden resp. nicht geimpften Kaninchen in den Mesenterialdrüsen und in den lymphatischen Apparaten des Darmes Organismen sich finden, welche eine frappante Aehnlichkeit darbieten in Bezug auf Form, Grösse und Färbung mit den fraglichen Pigmentkörperchen der melanotischen Geschwülste des Menschen. Soviel ich die Literatur kenne, sind diese Lebewesen noch nicht beschrieben worden. Ich habe diese Organismen, welche ein sepiaartiges Aussehen haben, genauer studirt und untersucht. Dieselben leben in friedlicher Symbiose beim Kaninchen, vermehren sich durch Theilung und Sporenbildung. Im Darme der Thiere erzeugen dieselben zuweilen eine hämorrhagische Entzündung unter Bildung kleiner Geschwüre, die jedoch bald vernarben. Bei Wasserkulturen färbt sich alsbald die Flüssigkeit intensiv braunschwarz.

Ich muss es in Zweifel lassen, ob diese Organismen dem Pflanzen- oder dem Thierreiche angehören. Sollten dieselben zu den Algen gehören, so liegt hier der Fall vor, dass der braune Farbstoff eventuell das Chlorophyll ersetzt. Allerdings neige ich, wie Sie aus der Ankündigung meines Vortrages ersehen, der Ansicht zu, dass diese bisher unbekannten Organismen Pigmenttragende und Pigmentproducirende Protozoen sind. Bei der Vermehrung durch Sporen sowie auch bei der Theilung bilden sich pigmentirte

Restkörper, welche sich allmählich auflösen und die umgebenden Medien braunschwarz färben. Weitere Untersuchungen über die Natur und Pathogenität dieser Organismen werden in nächster Zeit ausgeführt werden. Der Vortragende demonstrirt darauf Drüsenpräparate vom Kaninchen, ebenso Wasserkulturen der besprochenen Organismen und mikroskopische Präparate.

Marchand möchte sich nicht auf die heikle Frage der parasitären Theorie der Sarkome einlassen, bemerkt nur, dass er nicht zu den Anhängern dieser Theorie gehört. Er möchte aber bei dieser Gelegenheit eine erfolgreiche Uebertragung einer sarkomatösen Geschwulst von Thier auf Thier erwähnen. Es handelte sich um ein Kaninchen, welches wegen Krankheitserscheinungen getödtet wurde. Es fand sich ein umfangreicher Tumor des Magens, der aussah, wie ein Carcinom; doch zeigte sich bei genauer Betrachtung, dass die Schleimhaut intakt war, und dass die Submucosa sehr stark mit sogenanntem Rundzellensarkomgewebe infiltrirt war. Ausserdem bestanden Metastasen derselben Beschaffenheit im Herzfleisch und den Nieren; ferner eine ganz diffuse Infiltration des Omentum und von Theilen des Mesenterium. Da das Material ganz frisch war, so machte der Vortragende mit Dr. Saxer Uebertragung von Stückchen der Geschwulstmasse in die Bauchhöhle von zwei Kaninchen, von denen das eine bald zu Grunde ging, während das andere länger am Leben blieb, und bei der Sektion eine ansehnliche Geschwulstbildung in der Bauchhöhle von derselben Beschaffenheit zeigte, wie das erste Thier. Auch die diffuse Infiltration des Omentum und des Mesenteriums fehlte nicht. Eine Uebertragung von diesem Thier auf ein weiteres hatte denselben Erfolg; doch missglückte leider die fernere Uebertragung.

Die Geschwulst bestand aus denselben Elementen, welche M. in seinem neulichen Vortrag genauer geschildert hat, besonders fanden sich in der diffusen Infiltration des Omentum genau dieselben Uebergangsformen von grossen Rundzellen zu kleinen lymphoiden Elementen, was vielleicht gleichzeitig ein interessantes Licht auf die Entstehung mancher sogenannter Rundzellensarkome beim Menschen werfen kann. M. ist der Ansicht, dass die Neubildung hier nur auf eine Wucherung der eingeführten Geschwulstelemente zurückzuführen ist, die einen durchaus malignen Charakter besassen.

4. Herr Kretz-Wien:

Ueber Regeneration des Lebergewebes nach Degenerationsprocessen.

Meine Herren! Im Folgenden erlaube ich mir, Ihnen an histologischen Präparaten und photographischen Abbildungen zwei Lebern zu demonstriren, die Ausheilungszustände nach Degenerations-Processen, allerdings in Form ungewöhnlicher Bilder, veranschaulichen. Das erste Präparat ist merkwürdig durch die eigenthümlich umschriebene Localisation der abgelaufenen Zerstörung, das zweite auffallend durch die Missstaltung der Leber und die stellenweise besondere Form der Regeneration des Lebergewebes.

I. Tr. F. 16 jähr. Kutscher † 11. März 1898. Aufgenommen am 6. März 1898 mit acut. hämorrh. Nephr. und Furunkulose (seit 4 Tagen krank). Hohes Fieber, wenig blutiger Urin; im Harn, Blut und Furunkeleiter reichlich Staphyloc. aureus. — Patient will immer gesund gewesen sein. Am 5. Tag unter Lungenödem Exitus. — Bei der Sektion neben hämorrh. Nephritis und leichter Hypertrophie des linken Ventrikels Hautfurunkulose und recente Pleuritis; eine 2180 g schwere Leber von annähernd normaler Form; in der im Allgemeinen glatten Oberfläche treten im linken Lappen kleinere, im rechten grosse, hellgelbbraun durchscheinende Stellen mit etwas stärkerer Prominenz gegen das übrige mehr bräunlichrothe, muscatnussähnlich feingesprenkelte Parenchym vor; am Durchschnitte differenziren sich diese zwei Gewebe ebenso scharf; das röthliche ist zäh mit glatter Schnittfläche ohne acinöse Struktur, dagegen wie die unter der Kapsel durchscheinenden Theile muscatnussähnlich gezeichnet; dieses röthliche Gewebe bildet in der Höhe des Sektionsschnittes ein 1 mm bis $1^1/_2$ cm dicken, 4—5 cm breiten, etwas unregelmässig gebogenen, ypsilonförmig sich theilenden Streifen, der scharf gegen die darunterliegenden hellgelbbraun gefärbten Gewebe absticht; dieses letztere zeigt undeutlich eine grossacinöse Struktur mit dunkler Färbung der centralen Acinustheile. An verschiedenen Stellen reicht, wie erwähnt, das gelbe Gewebe bis unmittelbar unter die Leberkapsel. An der Unterfläche des rechten Lappens zeigt die Kapsel eine netzförmige weisse Zeichnung, welche gegen Hilus wie die freien Ränder zu allmählich schwindet. — Milz 760 g schwer, mit blutreicher, brüchig-weicher Pulpe.

Mikroskopisch zeigen die hellgelben Partien ein bei schwacher Vergrösserung nur wenig verändertes Lebergewebe: grosse Acini (bis zu $2^1/_2$ mm l. Durchmesser) von ziemlich regelmässiger Struktur; das interacinöse Bindegewebe zart, nur stellenweise in der Umgebung grosser Gefässe etwas kleinzellig infiltrirt. Diese Rundzellenanhäufungen hängen offenbar ebenso wie die Aufquellung des Leberzellprotoplasmas, welche in dem Centrum der Acini direkt in Nekrose überzugehen scheint, mit der tödtlichen Infectionskrankheit zusammen; das röthliche Gewebe zeigt kein Lebergewebe mehr, es besteht aus einem ziemlich lockeren, mässig gefässreichen Stroma, in dem die erkennbaren Centralvenen und die kranzförmige Anordnung gewucherter Gallengänge und Gallengangsprossen die Abstammung vom acinösen Lebergewebe bezeugen, ein Gewebe, das bis ins Detail jenen Bildern gleicht, die bei ausheilender Degeneration und Leberatrophie sich finden können. In diesem Gewebe finden sich nur spärlich Leberzellen neuer Bildung in Form kleinster Bälkchen oder an der Grenze gegen das erhaltene Parenchym in Form kleiner Zellconglomerate; die Begrenzung gegen das acinöse Leberparenchym ist eine scharfe, zumeist an den durch stärkere zellige Infiltration vortretenden Läppchengrenzen verlaufende. Manchmal buchten sich im mikroskopischen Bilde vergrösserte, erhaltene Acini gegen das rothe Gewebe aus.

Nach dem geschilderten Befunde handelt es sich also in dem Falle um eine äusserlich nur wenig deformirte, etwas vergrösserte Leber, bei der eine hauptsächlich an der Vorderfläche breit und unregelmässig gürtelförmig gestaltete Zone aus rothem Gewebe besteht, das seiner histologischen Beschaffenheit nach als Residuum zu Grunde gegangenen Lebergewebes anzusprechen ist; die Hauptmasse des Organes ist annähernd normal gebautes Lebergewebe, das einerseits durch die Vergrösserung der Acinidurchmesser, andererseits durch sein Vortreten an der Oberfläche sich als hypertrophisch legitimirt. Die Deutung dieses Befundes ist zunächst sehr einfach: symptomenlos verlaufende degenerative Atrophie eines ansehnlichen Streifens Lebergewebes mit Ausgang in Schwund des secernirenden Parenchyms, andererseits compensatorische Hypertrophie mässigen Grades des restirenden nicht oder nur wenig erkrankt gewesenen Parenchyms; die sehr spärlichen Ansätze zur Leberzellregeneration im Residuum des schwer veränderten Theiles entsprechen der theoretischen Annahme, dass ein funktioneller Reiz diese Bildung veranlasse; wegen der hier vorhandenen ansehnlichen funktionirenden Parenchymsreste hat dieser Reiz fast ganz gefehlt, und dem entspricht die sehr geringe locale Zellregeneration.

Irgend einen speciellen Anhaltspunkt für eine Annahme über die Natur der partiellen Leberschädigung bietet die histologische Untersuchung ebenso wenig wie die Anamnese, die klinische Beobachtung oder der makroskopische Sektionsbefund.

II. Th. M. 43 j. Taglöhner. Ende August 1895 phlegmonöses Erysipel des rechten Unterschenkels; heilte nach 11 Incisionen, recidivirte um Weihnachten; im April 1896 brachen die Narben wieder auf; Patient kommt mit entwickeltem Erysipel zur Aufnahme; sonst angeblich keine Erkrankung; Appetit, Stuhl, Harn normal, keine Lues, kein ausgesprochener Potus. Erysipel schwindet bis Ende April, die granulirenden Stellen der ehemaligen Incisionswunden heilen unter Lapis bis Mitte Mai; am 24. Mai stellen sich starke Schmerzen in der Lebergegend ein, subfebrile Temperatur und leichter Icterus der Haut. 25. früh wohl, $^1/_2$2 h Nachmittag Schüttelfrost, 3 h 40,3 ° C, heftige Schmerzen im rechten Hypochondrium, Kopfschmerz, starker Durst, 6 h Erbrechen von Speiseresten, das sich bis $^1/_2$9 h Abends 8 mal wiederholt, zugleich 6 dünnflüssige, gallige, unverdaute Graupen enthaltende Stühle. Auf Opiumtinctur und warme Tücher Beruhigung und Schlaf; 26. Morgens benommen, im Harn weder Eiweiss noch Gallenfarbstoff; um 8 h Morgens, schwerer Collaps, eine Stunde später Exitus.

Bei der S e k t i o n ist kein Icterus zu constatiren; Organe der Schädel- und Brusthöhle bis auf partielle Verwachsung der l. und h. Aortenklappe an der Comissur ohne pathologische Veränderung; Bauchdecken eingesunken, die Leber unter Zwergfell fast ganz verborgen, nur der vom Ligam. triangul. halbbedeckte linke Lappen und die Kuppe der Gallenblase sichtbar, der Magen leicht vertikal gestellt, etwas gebläht und unter dem kleinen Netz ein fast kindskopfgrosser rundlicher Tumor, wie sich beim Herausnehmen zeigt, durch den sehr mächtig vergrösserten Lobulus Spigelii gebildet; der collabirte Dünndarm vom ziemlich fettreichen, grossen Netz überdeckt; Milz sehr gross (ca. $^3/_4$ Kilo schwer) blutreich und dichter; weiche, ziemlich blutreiche Nieren. — Magenschleimhaut geröthet, Darmschleimhaut aufgelockert, blass, spärlich galliggelber schleimiger Inhalt. Die nähere Betrachtung der Leber, die im Ganzen etwas verkleinert ist (sie wiegt etwa 1400 g), ergiebt zunächst eine ausgesprochene Dreilappigkeit des Organes; der linke Lappen besitzt etwa normale Grösse, seine Oberfläche ist gegen den zugeschärften vorderen Rand etwas uneben, gegen die Kuppe zu stark gewölbt; ein nur centimeterbreiter Lobulus quadrangularis und ein einsinkender Streif grauröthlichen Gewebes neben der Insertion des Ligam. triangulare verbindet ihn mit dem sehr stark verkleinerten rechten Lappen; dieser, der Grösse nach ca. $^1/_3$ der Masse des linken Lappens, zeigt an der Convexität eine halbapfelgrosse glatte Prominenz mit gelblich durch die gespannte Kapsel durchscheinendem Parenchym, umgeben von eingesunkenen Partien, welche an der Lateralseite des vorderen Randes durch kleinere Prominenzen theilweise unterbrochen sind. Die Gallenblase (mit dunkelgrünem dicklichem Inhalt) mit der Kuppe nach aufwärts sehend, knapp an den vorderen Rand des Ligam. triang. sich anschmiegend; unter dem linken Leberlappen quillt nun tumorartig und vom Omentum minus bedeckt ein dritter Leberlappen hervor: der mächtig vergrösserte breitbasig aufsitzende, etwa 15 cm lange, 8—10 cm dicke und 12—14 cm breite lobulus Spigelii; er besitzt eine polsterartig gewölbte, mit gespannter Kapsel bekleidete glatte Oberfläche und ein gleichmässig hellbraungelbes, etwas hervorquellendes, grossacinös gezeichnetes Parenchym mit nur spärlichen Gefässquerschnitten grösseren Kalibers. Auf der Schnittfläche zeigen die eingesunkenen Partien der Leber, also am ausgebreitetsten im medialen Rest des linken Leberlappens und im Lobulus quadrangularis ein röthliches, ziemlich zähes, succulentes Grundgewebe, das kleine gelbliche Flecken von eben wahrnehmbarer bis Hanfkorn-Grösse enthält; diese Gewebseinschlüsse treten ebenso deutlich vor wie das scharfbegrenzte Leberparenchym der hypertrophischen Partien, das namentlich im grossen Knoten des rechten Lappens mit zungenförmigen bis zu 2 mm langen, dicht gestellten Ausläufern und festonartig begrenzten, acinusartigen Bildungen in das rothe Gewebe eindringt; auch in der Tiefe des Organes um die ersten Verzweigungen der grossen Hilusgefässe finden sich ähnliche Bildungen, während im linken Lappen an der Grenze sich mehr rundliche Parenchymsanhäufungen von Erbsen-Grösse finden, ähnlich den Knoten hypertrophischer Parenchyms in cirrhotischen Lebern; in den massigeren Antheilen des Leberparenchyms der beiden Leberlappen ist eine regelmässige acinöse Struktur nicht erkennbar, wohl aber deuten im vergrösserten Lobulus Spigelii die etwa 2—3 mm von einander entfernten Centralvenen-Querschnitte auf eine aus grossen Acinis aufgebaute Textur.

Die mikroskopische Untersuchung ergiebt recht mannigfaltige Bilder, die sich vielleicht am übersichtlichsten durch 3 Typen beschreiben lassen; am nächsten dem normalen Baue steht das Lebergewebe des vergrösserten Lobulus Spigelii; es sind grosse, oft etwas unregelmässig, auch herzförmig gestaltete Acini mit einem Durchmesser bis zu 3 mm, deren Leberzellbalken meist recht gut erkennbar sind; das interacinöse Gewebe ist vollkommen zart. Anders die grösseren Partien vorquellenden Leberparenchyms im rechten und linken Leberlappen: hier sind wohl die Centralvenen vielfach gut erkennbar; aber an Stelle der radiären Leberzellbalken finden sich reichliche, vielfach unregelmässig anastomosirende Leberzellreihen, nur getrennt durch ein engmaschiges Capillarnetz. An einzelnen grösseren Venenstämmchen sitzen am Querschnitt radiär, am Längsschnitt palisadenförmig etwas cylinderepithelähnlich geformte Leberzellen auf. Ebenso wie der typische, radiäre Aufbau fehlt diesen Bildungen auch eine den wahren Acinis gleiche Begrenzung, es liegen vielmehr die Pfortaderstämmchen mit begleitenden Arteriolen und Gallengefässen in recht unregelmässiger Vertheilung im Gewebe und die als acinusartige Organtheile imponirenden Gewebsabschnitte zeigen schon makroskopisch an den Grenzen gegen anderes Parenchym ganz absonderliche zungenförmige, oder knopfförmige Excrescenzen. Der dritte Typus histologischer Struktur findet sich endlich in den mehr rothen eingesunkenen Partien des Organs: hier prävalirt im Grossen und Ganzen ein succulenteres und kernreiches Bindegewebe mit mässig entwickelten Capillaren und ohne erkennbare Residuen einer normalen Leberstruktur; in diesem sind nun einzelne Leberzellbälkchen, einzelne kleine, und ganz spärlich etwas grössere Conglomerate von Leberzellen eingesprengt, daneben Gallengangssprossen in wechselnder Menge. Auffallend sind einzelne Gruppen besonders grosser hellprotoplasmatischer Leberzellen; zweikernige Exemplare sind allenthalben ziemlich reichlich vorhanden.

Im Ganzen lässt sich der Befund resumiren als ausgedehnte Regeneration des secernirenden Leberparenchyms, einmal zum Theil ähnlich wie die bekannten Bilder nach degenerativer Atrophie, ferner zum Theil mit Bildung eines netzförmigen Zellgefüges statt des radiären balkenförmigen, und endlich mit Hypertrophie des gut erhaltenen des Lobulus Spigelii. — In wieweit die Vergrösserung dieses Lappens allein einer Hypertrophie (eventuell mit Läppchenneubildung) zuzuschreiben ist, oder ob etwa eine abnorme präexistente Dreilappigkeit — das Wiener path. anatom. Museum besitzt eine derartige Abnormität — durch die Hypertrophie erst gesteigert wurde, ist kaum ganz sicher zu entscheiden; die geringe Zahl der grösseren Gefässquerschnitte spricht nach Prof. Paltauf's Ansicht mehr für eine Vergrösserung.

Was den Mangel jeglicher klinischen Symptome in beiden Fällen anbelangt, so mag neben der Lückenhaftigkeit der persönlichen Angaben der den minder gebildeten Ständen angehörigen Träger, daran erinnert sein, dass die Schwere der klinischen Symptome bei degenerativen Lebererkrankungen nicht immer gleichen Schritt mit der anatomischen Veränderung zu halten scheinen; eine Leberregeneration nach totaler Zerstörung des acinösen Gewebes, welche ich vor 4 Jahren beschrieb, bot nach Angabe der Angehörigen nie Symptome eines ernstlichen Unwohlseins. — Im ersten der hier besprochenen Fälle ist noch dazu die Umschriebenheit des erkrankt gewesenen Gewebes eine solche, dass der Ausfall in der Funktion leichtlich durch den grossen Leberrest gedeckt wurde; es mag der degenerirte Streif, an der Zahl der erkennbaren Acinus-Querschnitte geschätzt, kaum $^1/_5$ des Parenchyms ausgemacht haben. Ob die ganz eigenthümliche Localisation, die weder einem Blutgefässschnitt noch Gallengangsverästigungen entspricht, etwa durch ein Trauma, das die Vorderfläche einer leicht erkrankten Leber traf, veranlasst wurde, ist nicht eruirbar gewesen; die eigenthümliche, localisirte Abgrenzung der erkrankten und erhaltenen Partien der Leber hat mich an ein mechanisches Nebenmoment denken lassen.

Anders liegen die Verhältnisse im zweiten Falle; hier scheinen einerseits die regeneratorischen Vorgänge noch nicht zum Stillstande gekommen zu sein, wie die relativ zahlreichen zweikernigen und besonders grossen Leberzellen andeuten; andererseits ist das histologische Bild nicht in allen Partien ein so einheitliches und gleichmässiges, dass man unbedingt bloss an einen einmaligen Zerstörungsprocess denken müsste. Ist aber die Annahme einer subacuten oder chronischen Erkrankung plausibel, dann ist die klinische Symptomenlosigkeit nicht ohne Analogie: ausgedehnte Aenderungen der Leberstruktur, z. B.

bei Syphilis oder Cirrhose, verlaufen ja oft lange Zeit latent. — Sehr merkwürdig ist in dem Falle dagegen die Zwischenschaltung eines umgebauten Capillarnetzes, das an die erkennbaren Centralvenen anschliesst. Entspricht dieser Form der Strukturänderung eine besondere Art primärer Erkrankung, oder handelt es sich um Stillstand des Degenerationsprocesses auf einer anderen Stufe der erreichten Zerstörung? Das zu beantworten, bin ich weder auf Grund der Präparate noch der Kenntniss analoger Fälle ausser Stande. Dagegen scheint nahezu sicher, dass diese Leber unterwerthig funktionirte und eine acute Insufficienz ihrer Thätigkeit die eigenthümlichen, dem Tode vorangehenden Symptome veranlasste.

Beneke erinnert an einen von ihm in Virchow's Archiv veröffentlichten Fall mächtiger Hypertrophie des Lobus Spigelii bei einem vierjährigen Kinde; die übrigen Lebertheile waren stark verkleinert, wahrscheinlich durch kongenitale Syphilis; die Hypertrophie des Lobus Spigelii ist demnach wohl als vicariirend aufzufassen.

V.

Wissenschaftliche Sitzung der Deutschen Pathologischen Gesellschaft.

Donnerstag, den 22. September 1898, Vormittags 9 Uhr.

Stellv. Vorsitz.: Herr Ponfick, später Herr v. Recklinghausen.

1. Herr Marckwald-Barmen:

Demonstration zweier kongenitaler Herzfehler, bedingt durch Missbildung je eines Klappenzipfels.

Das 1. Präparat ist das Herz eines 50jährigen Mannes, der im Leben die Erscheinungen der Mitralinsufficienz geboten hatte. Bei der Obduction fand sich: Hypertrophie und Dilatation namentlich des linken Herzens und die Zeichen chronischer Stauung, namentlich in Milz, Nieren und Leber. Chronisches Anasarka, Ascites etc. Das Aortensegel der Mitralis zeigt ca. $^1/_2$ cm einwärts vom freien Rand ein 5pfennigstückgrosses Loch mit leicht verdicktem Rand, das von zarten Sehnenfäden in ganzer Ausdehnung umgeben ist; diese Sehnenfäden vereinigen sich zu einem dicken, fibrösen Strang, der sich in einen Papillarmuskel der Vorderwand des Ventrikels fortsetzt. Die mangelhafte Funktion der Klappe ist durch den Befund ausreichend erklärt. Auffallend ist das hohe Alter, das der Patient erreicht hat. Bei dem durchaus normalen Zustand der übrigen Klappe muss eine kongenitale Entstehung des Defektes angenommen werden, bedingt vielleicht durch eine zu starke Rarefikation der Muskulatur zur Zeit der Bildung der Sehnenfäden. Präparat II stammt von einem 27jährigen Mädchen, das von frühester Jugend an an „Herzschwäche" gelitten haben soll. Obductionsbefund: Hypertrophie und Dilatation des rechten Herzens. Fettige und schwielige Degeneration des Herzmuskels. Beiderseitige, fibröse Pleuritis. Frische Tuberkulose beider Oberlappen. Chronische Stauung, namentlich in Milz, Leber, Nieren, Oedeme etc. Rechtes Herz sehr erheblich vergrössert, bildet die Herzspitze allein. Das hintere Segel der Tricuspidalis ist dünn, zart, auffallend gross, wird an der Ventrikelwand festgehalten durch ein Netz zarter, kurzer Sehnenfäden, die sich von der Herzwand an die dem Ventrikel zugekehrte Oberfläche des Zipfels begeben. Die Fixation des Zipfels durch diese Fäden war am frischen Präparat sehr erheblich und verhinderte ein Ausbreiten des Zipfels zum genügenden Verschluss der Klappe absolut. Im Ventrikel auch sonst zahlreiche, freie Sehnenfäden, die das Endocard der hinteren Wand wie ein zartes Spinnengewebe überziehen.

Fleischhauer glaubt, dass das Alter bei kongenitalen Herzfehlern ein sehr hohes werden kann. Er deutet auf ein Präparat in der Amsterdamer Sammlung hin, welches von einem Invaliden der holländischen Kolonialarmee stammt.

Der Mann hatte angeboren einen grossen Defekt im Septum der Vorhöfe und erreichte trotz grosser Anstrengungen ein hohes Alter.

Chiari (Prag), nennt in Bezug auf den 1. Fall des Herrn Marckwald, dass dann doch hierbei eine Entstehung der Lücke im Aortenzipfel der Valvula bicuspidalis aus Endocarditis nicht auszuschliessen sei. Chiari hat öfters solche Fälle gesehen.

Hansemann: In meiner Sammlung besitze ich ein Herz mit Defekt des Septum membranaveum und eins mit fast vollständigem Defekt des Septum atriorum. Beide stammen von Individuen von über 70 Jahren. Was den ersten Fall des Vortragenden betrifft, so möchte ich ebenso wie Herr Chiari glauben, dass der Defekt erworben sein kann. Dafür liegen mir mehrere thatsächliche Beobachtungen vor.

Marckwald erwidert, dass die dünne Beschaffenheit der Sehnenfäden, welche in seinem Falle die Communicationsöffnung umschliessen, gegen eine voraufgegangene Endocarditis sprachen.

2. Herr Simmonds-Hamburg:

Ueber narbigen Verschluss des Samenleiters.

Im Gegensatz zu der überall mitgetheilten Angabe, dass die Residuen gonorrhoischer Deferentitis eine Rolle in der Aetiologie der männlichen Sterilität bilden, muss es auffallen, dass diese Veränderungen bisher nicht genauer beschrieben und abgebildet worden sind. Dabei handelt es sich weder um seltene noch schwer erkennbare Dinge. Vortragender hat 24 derartige Fälle am Leichentisch beobachtet; 16 mal handelte es sich um einseitige, 8 mal um doppelseitige Erkrankungen. Die Erkenntniss des Zustandes bietet keinerlei Schwierigkeit, da regelmässig distal von der verschlossenen Stelle eine Ektasie des Samenleiters und auch meist eine Ektasie zahlreicher Nebenhodenkanälchen eintritt. Die ektatischen Kanäle füllen sich mit einer milchähnlichen Flüssigkeit, welche schon von aussen her ohne Präparation erkennbar ist und ohne Weiteres die Diagnose gestattet, dass es sich um ein Hinderniss in der Samenableitung handelt. Wo immer derartige mit milchiger Flüssigkeit erfüllte Kanälchen sich finden, wird man vergeblich in der zugehörigen Samenblase nach Samenfäden suchen.

Die mikroskopische Untersuchung der milchigen Flüssigkeit ergiebt die Anwesenheit von feinen Fettmolekülen, Körnchenkugeln, Corpora amylacea, Zelltrümmern und oft sehr reichlich vorhandenen, zum Theil auch gut erhaltenen Spermatozoen.

Die Atresien des Vas deferens können solitär oder multipel sein. Die solitären Atresien stellen sich als kurze strangförmige Verödungen des Kanals dar, bei den multiplen finden sich zahlreiche, durch narbige Leistenvorsprünge verschlossene Stellen zwischen denen ampullenförmige Erweiterungen liegen, die alle wieder mit einer milchigen Flüssigkeit erfüllt sind. Die mikroskopische Untersuchung zeigt an den ektatischen Stellen eine Erweiterung des Lumens, Abplattung der Epithelien, geringe Hypertrophie der glatten Muskelschichten. Im Bereich der Atresien fehlt ein Lumen ganz, das Epithel ist verloren gegangen, das Centrum des Kanals wird von verfilztem Bindegewebe und glatten

Muskelfasern gebildet, zwischen denen einige elastische Fasern liegen.

Die Ursache derartiger Atresien ist wohl in alten gonorrhoischen Processen zu suchen. Dafür spricht die Anamnese mancher Fälle, dafür das bisweilen beobachtete gleichzeitige Vorhandensein anderer auf schwere gonorrhoische Processe deutender Veränderung am Urogenitalsystem.

Im Gegensatz zu anderen drüsigen Organen verändert sich der Hoden nach Verschluss des Samenleiters meist nur wenig. Er behält meist seine normale Grösse und sein normales Aussehen und selbst mikroskopisch findet sich abgesehen von mässiger interstitieller Bindegewebswucherung oft nichts. In den Kanälchen findet man reichlich Fragmente von Spermatozoen, ja mehrfach sogar noch gut erhaltene Samenfäden, so dass man zur Annahme gelangen muss, dass noch Jahre lang nach Verschluss des Samenleiters eine, wenn auch nur minimale Spermatogenèse vorsichgeht. Diese Beobachtung erklärt auch, weshalb Individuen mit doppelseitigem Verschluss des Samenleiters trotzdem normales Geschlechtsvermögen bewahren und in keiner Weise sich wie Kastrirte verhalten.

Hansemann: In Bezug auf die Aetiologie dieser Affektionen möchte ich erwähnen, dass mir 2 Fälle begegnet sind, bei denen durch unzweckmässige Sattelstellung beim Radfahren Entzündungen des Samenstrangs aufgetreten waren. In dem einen Falle war Gonorrhoe mit Sicherheit auszuschliessen.

Chiari (Prag) weist auf das Vorkommen von Spermatogenese im Hoden hin mit kongenitalem Defekt des Vas deferens combinirt mit einseitigen Nierendefekten.

Beneke erwähnt einen von ihm beobachteten Fall, in welchem im Nebenhoden ein Durchbruch von Spermatozoen in das pericanaliculäre Bindegewebe stattgefunden hatte. Dasselbe enthielt grosse Räume voller Spermatozoen; auch waren die Lymphgefässe der Umgebung auf weite Strecken mit solchen prall gefüllt. Ferner vergleicht B. die Obliteration des Vas deferens mit Obliterationen des Urethers; er fand denselben einmal in ganzer Länge bei alter Pyonephrose narbig total verschlossen.

Chiari (Prag) erwähnt das gelegentliche Vorkommen von Verkalkung in der Wand der Samenblasen und Vasa deferentia bei alten Männern und fragt, ob Herr Simmonds nicht einschlägige Befunde bei seinen Untersuchungen gonorrhoisch afficirter Genitalien gemacht hat.

Herr Simmonds (Hamburg). Im Vas deferens habe ich nur mikroskopisch Kalkablagerungen bisweilen nachweisen können, dagegen finden sich Verkalkungen einmal öfter in der Samenblasenwandung älterer Individuen mit Atheromatose der Gefässe und endlich auch gröbere Kalkkonkretionen im Inhalt der Samenblasen. Die Syphilis spielt in der Aetiologie der Samenleiterobliteration keine Rolle. Bei Syphilis findet man nicht Veränderungen der Schleimhaut, sondern nur fibröse Verdickungen in den äusseren Schichten des Vas deferens, Veränderungen, welche als Perideferentitis zu bezeichnen wären.

---

3. Herr v. Schrötter-Wien:

Ueber das Vorkommen von Amyloid im Larynx.

Das Präparat wurde von einer 57 Jahre alten, im Uebrigen vollkommen gesunden Frau operativ gewonnen, bei welcher die Gegend über dem linken Aryknorpel von einer nahezu goldgelben, leicht transparenten, bei Sondenberührung hart anzufühlenden, die Schleimhaut wie infiltrirenden Geschwulst eingenommen war. Keinerlei Beschwerden.

Nahezu die ganze Geschwulst besteht aus bis an das Epithel reichendem, amyloid degenerirtem, zu Schollen und homogenen Balken verändertem hie und da verkalktem Bindegewebe, das in seltener Schönheit die charakteristischen Farbenreaktionen mit Jod zeigt. In den tieferen Partien ist ganz besonders die Membrana propria der Schleimdrüsen betheiligt, die zu meanderförmigen, homogenen Schleifen und Bändern verändert sind. Aber auch die Arterien, von welchem grössere jedoch nur in sehr geringer Zahl vorhanden sind, geben deutlich Amyloid Reaktion. Man kann sicher erkennen, dass hier die Veränderung des Gewebes von der Peripherie gegen das Centrum fortschreitet. Ob es sich um die Umwandlung einer Neubildung, etwa eines Fibroms handelt, oder ob der Tumor nur durch die mit der Amyloidbildung nothwendig einhergehende Volumszunahme bloss physiologischer Gewebsbestandtheile bedingt ist, erscheint discutabel. Wahrscheinlicher ist die erste Annahme. Für Lues kein Anhaltspunkt.

Die Mittheilung bereichert die seltenen Vorkommnisse trachealer und laryngealer Amyloidose, wie solche von Burow, Ziegler, Kraus, Balser und Schmidt als postmortale Befunde, von Hooper und Schrank als operativ entfernt beschrieben worden sind, um eine neue Beobachtung.

---

4. Herr Hansemann-Berlin:

Ueber anatomische Befunde bei Skorbut.

Meine Herren! Es ist bekannt, dass bisher über die Krankheiten, die mit einer ausgesprochenen hämorrhagischen Diathese einhergehen, noch wenig Klarheit herrscht, und dass die Namen, Morbus maculosus, Skorbut oder sonstwie, häufig ziemlich willkürlich gewählt sind. Wir wissen seit den Beschreibungen von Ebstein, dass auch die acute Leukaemie unter dem Bilde einer hämorrhagischen Diathese verläuft, und es ist eine ganze Reihe von Arbeiten über diesen Gegenstand entstanden, von denen besonders die Untersuchungen von A. Fränkel und Benda zu nennen sind, da sie sich auf ein besonders grosses Material stützen. Fränkel meint, dass die ungewöhnliche Häufung von 12 Fällen unter seinem Material vielleicht daraus zu erklären sei, dass die Krankheit andern Orts öfters unerkannt geblieben ist. In Wirklichkeit muss man zugeben, dass klinischerseits die Symptome einer leukaemischen Affection bei acuten Fällen leicht übersehen werden können, und dass unter Umständen erst die anatomische Untersuchung zu der Diagnose acute Leukaemie führt.

Seit einer Reihe von Jahren habe ich die Fälle, die unter der Diagnose Skorbut, Morbus maculosus etc. zur Sektion kamen, mit besonderer Aufmerksamkeit auf diese Frage hin untersucht, und der Zufall wollte es, dass die ersten derartigen Fälle im Wesentlichen durchaus dem entsprachen, was von der acuten Leukaemie beschrieben ist, so dass ich geneigt war, mich den Anschauungen Fränkels nicht nur anzuschliessen, sondern dieselben sogar noch zu erweitern. Besonders erschienen mir die Fälle mit dem Titel Skorbut, bei denen ausgedehnte Blutungen in den Schleimhäuten vorhanden waren, und auch das Zahnfleisch betheiligt ist, sämmtlich in das Gebiet der Leukaemie zu gehören. Ebenso entpuppte sich ein sehr prägnanter Fall von Morbus maculosus Werlhofii bei genauer Untersuchung als Leukaemie.

Dann habe ich aber drei Fälle zu untersuchen Gelegenheit gehabt, die zu wesentlich anderen Resultaten führten und deutlich zeigten, dass die Stellung des Skorbuts noch nicht eine endgültige ist, nachdem eine Reihe derselben als acute Leukaemie erkannt war. Es handelt sich natürlich immer nur um die Fälle von sporadischem Skorbut, wie sie allein bei uns vorkommen und nicht um epidemischen Skorbut, der ja häufig in Heilung übergeht und mit der Leukaemie, soweit man das jetzt beurtheilen kann, wohl nichts gemein hat. Auf diese drei Fälle möchte ich hier etwas näher eingehen.

Der erste betrifft ein 7jähriges Mädchen, dass unter den typischen Erscheinungen des Morbus maculosus erkrankte und starb. Die Blutungen waren kleinfleckig, besonders in der Haut vorhanden, ausserdem bestand Nasenbluten und eine hämorrhagisch diphtheroide Erkrankung des Rachens. Die Mundschleimhaut und diejenige des Magendarmtractus war nicht betheiligt. Eine Blutuntersuchung intra vitam führte zu einem negativen Resultat. Die Sektion wurde ausserhalb gemacht und die Organe mir zur Untersuchung zugesandt, und zwar die Milz, die Leber, die Nieren, die Halsorgane mit einigen Lymphdrüsen und ein Stück Knochen vom Oberschenkel. Ueber den Befund kann ich mich sehr kurz fassen, er war in Bezug auf Leukaemie ein durchaus negativer. Nirgends fanden sich leukaemische Wucherungen. Speciell waren Leber und Nieren ganz frei davon, auch das Knochenmark war intakt. Die Milz zeigte die Beschaffenheit, wie bei Infectionskrankheiten der Kinder: mässige Vergrösserung, rothe Farbe und weiche Beschaffenheit der Palpa, deutliche weissliche, aber nicht übermässig grosse Follikel. Die Lymphdrüsen am Halse waren leicht geschwollen, was wohl auf die Rachenaffection zu beziehen ist. Sektionsprotokoll und Krankengeschichte, die ich Herrn Dr. Görges verdanke, enthalten sonst nichts von geschwollenen Lymphdrüsen. In den Nieren fand sich eine leichte parenchymatöse Entzündung. Der Befund war also im allgemeinen ein negativer und lässt schliessen, dass wir es hier mit einer Infectionskrankheit zu thun haben, die aber nicht in Beziehung zur Leukämie gebracht werden kann.

Weit wichtiger und schwieriger zu deuten sind der 2. und 3. Fall.

Der zweite betrifft einen 15jährigen Knaben (Sektion im Friedrichshain 1897 No. 915). Die klinische Diagnose lautete auf Skorbut. Das Blut hatte sich bis auf die anämischen Zustände normal gefunden, speciell keine Verminderung der Leukocyten, keine Vermehrung der Lymphocyten. Der Tod erfolgte unter zunehmenden Blutungen am Zahnfleisch, Nase, Rachen und Darmschleimhaut. Aeusserlich bemerkbare Lymphdrüsen waren nicht vorhanden, nur die mesenterialen Lymphdrüsen erwiesen sich bei der Sektion wenig geschwollen, von ziemlich derber Consistenz, nicht von der Beschaffenheit leukämischer Lymphdrüsen. Auch fehlten Blutungen und Nekrose darin. Die Milz war stark vergrössert und ergab die Maasse 14,5 : 8 : 4,5. Die Pulpa sehr weich, fast zerfliessend, mittelroth, die Follikel klein und undeutlich, die Kapsel gespannt, also das Bild einer acuten Infectionsmilz. Das Knochenmark war vollkommen normal, von rein fettgewebsartiger Beschaffenheit. Von Stellen, die mit Blutungen behaftet waren, wurden untersucht: ein Stück Mundschleimhaut, ein Stück äussere Haut und je ein Stück aus Magen und Darm, in denen sich sehr zahlreiche punktförmige Blutungen fanden. An keiner dieser Stellen wurde eine leukämische Infiltration entdeckt. Im Magen und Darm sowie an der äusseren Haut sah man nichts als die Blutung, im Zahnfleisch ausserdem eine entzündliche Infiltration von polynucleären Leukocyten. In der Niere war eine leichte parenchymatöse Entzündung, aber keine Wucherung. Allein die Leber war in einer Richtung verändert, dass man wieder an Leukämie erinnert wurde. Makroskopisch zeigte sich nichts Auffälliges, aber mikroskopisch fanden sich im portalen Gewebe fleckweise Wucherungen von Lymphzellen, wie man sie bei geringer leukämischer Affection, oder vielleicht besser noch bei Typhus findet. Dabei will ich besonders hervorheben, dass Typhus sicher weder beim Tode noch früher vorhanden war. Die Follikel der peyerschen Haufen waren von durchaus normaler Beschaffenheit. Wir haben es also hier mit einem Fall zu thun, der im Uebrigen den beschriebenen Symptomen acuter Leukämie wohl entspricht, bei dem aber bis auf die Leber alle charakteristischen anatomischen Befunde der Leukämie fehlen.

In gewisser Weise diesem ähnlich verhält sich der 3. Fall.

Es handelt sich hier um einen 32jährigen Arbeiter, der am 5. V. 98 in Friedrichshain zur Section kam. Die klinische Diagnose lautete auch hier auf Skorbut, und zwar war um so weniger Veranlassung an Leukämie zu denken, als das Blut sich als vollständig intact erwies, bis auf eine Verminderung des Hämoglobingehalts. Die Krankengeschichte vom Herrn Prof. Krönig besagt, dass die Krankheit circa 4 Wochen dauerte und mit Nasenblutungen und Blutungen aus dem Zahnfleisch begann. Bald traten Blutungen in der Haut hinzu, ferner Blutungen aus dem Darm und den Nieren. Keine Schwellung der fühlbaren Lymphdrüsen. Die Milz, die zuerst nicht vergrössert war, nimmt allmählich zu. Keine wesentliche Fiebersteigerung. Unter fortwährenden Blutungen nimmt die Anämie zu, es treten Poikilocyten im Blut auf, ohne Vermehrung irgend welcher weisser Blutkörperchen. Bei zunehmender Schlafsucht tritt der Exitus ein.

Die Sektion ergiebt ein ähnliches Bild wie im vorigen Fall. Blutungen werden überall in den inneren Organen gefunden. Aber leukämische Wucherungen fehlen an den Stellen der Blutungen, speciell im Zahnfleisch, Magen und Darm, Nieren und Gehirn. Die Lymphdrüsen am Halse und die Tonsillen sind wenig geschwollen und nicht charakteristisch leukämisch. Die Milz ist vergrössert 14,5 : 8 : 3 cm, von mittlerer Consistenz, blass, die Follikel sehr gross und deutlich, fast wie bei leukämischer Milz. Auch die mikroskopische Untersuchung erinnert an leukämische Wucherungen. Zahlreiche kleine Lymphome finden sich in der Leber. Sie sind makroskopisch nicht sichtbar und sind streng auf die Glissonsche Kapsel beschränkt. Das Knochenmark ist makroskopisch von rein fettigem Charakter, nur einzelne Stellen erscheinen leicht geröthet. An diesen Stellen findet man mikroskopisch neben der Erhaltung der Fettzellen eine Vermehrung der leukocytären Elemente, sowie kernhaltige rothe Blutkörperchen. Es ist mehr das Bild des Knochenmarks bei perniciöser Anämie als bei Leukämie. Bakteriologisch führt die Untersuchung der Fälle zu keinem Resultat.

Der erste Fall lehrt, dass es zweifellos Krankheiten mit hämorrhagischer Diathese giebt, die nicht in das Gebiet der Leukämie hineingehören. Bei den beiden anderen Fällen könnte man im Zweifel sein, ob sie nicht doch der Leukämie zuzurechnen sind. Und es ist wohl möglich, dass, wenn wir die Aetiologie der Leukämie kennen lernen, dass wir dann eine Beziehung dieser Fälle zur Leukämie constatiren können. Einstweilen aber glaube ich, dieselben noch davon trennen zu müssen, denn es fehlt ihnen das Charakteristische der Leukämie: die Veränderung des Blutes. Dass Lymphome in der Leber nicht nothwendig zu dieser Diagnose zwingen, zeigt der Typhus abdominalis. Die Milz ist in solchen unausgesprochenen Fällen niemals eindeutig. Das Knochenmark war in dem zweiten Fall ganz intact und im 3. Fall mehr reactiv auf die zunehmende Anämie verändert. Die Lymphdrüsen endlich sind in keinem der Fälle charakteristisch verändert.

Ich glaube daher, dass eine Anzahl der Fälle, die unter der Diagnose Skorbut oder Morbus maculosus gehen, in der That zur Leukämie zu rechnen sind, dass wir aber andere davon trennen müssen, wenigstens vorläufig, bis uns die Kenntniss der Aetiologie einen genaueren Einblick in die Art der Erkrankung gestattet.

Lubarsch möchte den kleinen Leberlymphomen keine Bedeutung für die Beurtheilung der Gesammtkrankheit beimessen. Solche Lymphome kommen bei sehr vielen, ja fast allen Infectionskrankheiten in mehr oder weniger guter Ausbildung vor. Lubarsch fand sie selbst bei Scharlach, Masern, Diphtherie, Influenza, Pocken. Man könnte also aus dem Vorkommen dieser Lymphome nicht auf Beziehungen zur Leukaemie schliessen.

Herr Simmonds: Ich bin ebenfalls der Ansicht, dass auf die kleinzelligen Herde der Leber kein Gewicht zu legen ist, da sie bei vielen schweren Infectionskrankheiten ein regelmässiges Vorkommniss sind. Ich möchte den Herrn Hansemann aber fragen, ob er die Thymusdrüse in das Bereich seiner Untersuchung gezogen habe. Nach den im Hamburger Krankenhause ausgeführten Untersuchungen von Lochte fand sich in zwei Fällen von Bluterkrankungen (Leukämie, Purpura) bei Individuen von 20—25 Jahren ein massenhaftes Vorkommen epithelioider Elemente, wie man sie sonst nie in der Thymusdrüse zu sehen bekommt. Die Wiederholung derartiger Befunde wäre ja sehr wichtig für die Beurtheilung der Frage nach dem Zusammenhang zwischen Thymusdrüse und Blutbildung.

von Recklinghausen lenkt die Aufmerksamkeit auf das Vorkommen von kleinen Blutungen in den Chloromen und wirft die Frage auf, ob die geschilderten Fälle nicht unter den Begriff der sogenannten Pseudoleukämie fallen.

Lubarsch erwähnt einen von ihm beschriebenen Fall von Chlorom, in dem zwar in der Neubildung selbst keine oder nur vereinzelte Blutungen vorhanden waren; in übrigen Organen aber zahlreiche Ecchymosen bestanden. Die am stärksten pigmentirten Tumoren sassen im Sinus transversus, also in der Blutbahn, was für die Ansicht von v. Recklinghausen über die Genese des Pigments sprechen könnte.

Hansemann: Die Ansicht der Herren Lubarsch, Simmonds, von Recklinghausen, dass diesen Lymphomen in der Leber insofern keine Bedeutung beizumessen sei, dass sie übereinstimmen mit denjenigen bei Typhus, Diphtherie etc., stimme ich vollkommen bei. Ich habe das nur etwas verklausulirt ausgedrückt, weil wir ja über die Aetiologie der Leukämie noch nichts wissen, und später einmal der Zusammenhang dieser Dinge doch nachgewiesen werden könnte. Dies ist natürlich noch Phantasie. Ich bin ganz der Ansicht, dass diese beiden Erkrankungsfälle bisher nicht zur Leukämie gerechnet werden dürfen, sich also von denjenigen Fraenkels unterscheiden. Die Reste der Thymus waren in meinen Fällen von normaler Beschaffenheit.

---

5. Herr Jürgens-Berlin:

Ueber Pilzwucherungen in der Darmwand eines siebenmonatlichen Foetus bei Enteritis haemorrhagica.

Meine Herren! Gestatten Sie mir, Ihnen hier noch kurz eine Mittheilung zu machen über eine Mycosis des Darmes beim Kinde. Ich beobachtete bei drei Fällen von Abort resp. von Frühgeburt, eine auffallende haemorrhagische Erkrankung namentlich des Darmes beim Foetus. Der letzte Fall, von dem ich Ihnen die Präparate vorlege, betrifft einen siebenmonatlichen Foetus mit schwerer Enteritis haemorrhagica, haemorrhagischer Nephritis und Osteomyelitis, Lungen und Herz frei. Bei der Untersuchung der Darmwandung fand sich eine ausgedehnte Wucherung von Fadenpilzen, welche ihren Sitz sowohl in der Mucosa wie in der Muskulatur hatten.

Ein entsprechendes Präparat ist ihnen aufgestellt. Leider konnten Fruchtwasser und Eihäute von allen diesen Fällen nicht untersucht werden.

Diese Fälle von intrauteriner Mycosis, welche offenbar mit der Entstehung des Abortes, resp. der Frühgeburt in ursächlicher Beziehung steht, sind von grossem Interesse, auch deshalb, weil dieselben grosse Aehnlichkeit darbieten mit Fällen von Syphilis congenita, bei denen bekanntlich allgemein haemorrhagische Erkrankungen, besonders des Darmes und der Nieren, so häufig sind. Erst die genauere Untersuchung des Knochenapparates bezüglich der Osteochondritis terminalis syphilitica, welche bei Syphilis congenita nie fehlt, der Mangel anderweitiger spezifischer Erkrankungen und die genaue mikroskopische Untersuchung des Darmes giebt die Entscheidung, um was es sich handelt.

Indessen kann die Diagnose schwierig werden, wenn eine Complication vorliegt mit Syphilis. In der That habe ich einen solchen Fall beobachtet, bei dem nicht allein eine schwere Syphilis congenita vorhanden war, sondern auch eine Darmmycosis. Dieser Befund erinnerte mich an die Beobachtung von Herrn v. Nissen, welcher bei Syphilis congenita ebenfalls eine Mycosis fand und, wenn ich mich recht erinnere, dieselbe mit Syphilis in Verbindung brachte.

---

6. Herr Saxer - Marburg:

Experimentelle Untersuchungen über Aspergillus-Mycosen (Aspergillus fumigatus).

Die Anregung zu den Untersuchungen gab ein sehr eigenthümlicher (bereits kurz mitgetheilter) Fall von Aspergillusmycose bei einem 39jährigen Manne, der in Folge einer septischen Amputationswunde des l. Oberschenkels nach vorausgegangener fractura cruris compl. zu Grunde gegangen war.

In beiden Lungen waren zahlreiche erbsen- bis kirschgrosse solide Knoten vorhanden, in denen stellenweise schon makroskopisch eine Verschimmelung des Bronchus constatirt werden konnte.

Mikroskopisch und kulturell wurde Asperg. fumigatus nachgewiesen. — Vom Bronchus aus drang ein dichter sternförmiger Schimmelrasen in das umgebende Lungenparenchym ein, welches in grossem Umkreis vollständig nekrotisirt, aber noch nirgends zerfallen war.

Es wurde experimentell versucht, denen des Menschen ähnliche Mycosen beim Thiere zu erzeugen, während die bisherigen Experimente fast ausnahmslos nur das bekannte Bild der Pseudotuberculosis aspergillina (Mycosis generalis acutissima Grohé's) ergeben hatten, das beim Menschen (auch nicht in ähnlicher Weise) nicht vorzukommen scheint. — Bei vielen Versuchen wurden nicht reine Schimmelkulturen verwendet, sondern es wurden denselben mehr weniger virulente Coccen beigemischt.

Es ist in der That gelungen (allerdings nur in sehr wenigen Fällen in einer grösseren Versuchsreihe), Schimmelpilzherde in den Lungen der Versuchsthiere zu erzeugen, die bereits makroskopisch als „verschimmelt" zu erkennen waren, bei denen es also mit blossem Auge gelang, charakteristische Schimmelrasen auf oder in den Organen mit Sicherheit nachzuweisen.

Von den zahlreichen positiven Resultaten wurden als die bemerkenswerthesten hervorgehoben: Ausserordentlich reichliches, gleichzeitiges Wachsthum von Schimmel und Coccen in den Lungencapillaren eines Hundes (2 Tage nach Injection von Schimmel und Coccen in die vena jagular. gestorben); Verschimmelung einer Arterie und des umgebenden Lungengewebes nach Injection grösserer Bröckel trockener Brotkultur in die Blutbahn, Verunreinigungen (Bakterien), beginnende Fructification, Tod nach 2 Tagen; Verschimmelungen der Pleura. Letztere hatten ein ausserordentlich verschiedenes Aussehen: bei einem Hunde konnte eine circumscripte Verschimmelung der Pleura schon makroskopisch erkannt werden. Mikroskopisch ergab sich Nekrose der Pleura an der betr. Stelle und sehr reichliche Fructification an der Oberfläche. Bei einem Kaninchen fand sich eine sehr eigenthümliche Pleuraverschimmelung, indem von einem oberhalb der Pleura gelegenen Mycel zahlreiche Schimmelfäden in radiärer Richtung in die nekrotisirte Pleura und das unterliegende ebenfalls abgestorbene Lungenparenchym eindrangen. Bei Meerschweinchen fand sich z. Th. exquisit das Bild einer Pleuritis pseudotuberculosa, während bei einem anderen schöne sternförmige Mycelien der Pleura direkt aufsassen zwischen zottigen, fibrinösen

Auflagerungen. (Bei letzterem Thiere fand sich eine ganz ausserordentlich schwere Verschimmelung des mediastinalen Bindegewebes.) Ein anderes Kaninchen zeigt dicke, der Hauptsache nach aus zerfallenen Leukocyten bestehende Einlagerungen in die Pleura selbst. In diesen Einlagerungen waren verkümmerte Schimmelpilzfäden, die z. Th. die von Lichtheim zuerst beschriebenen „aktinomycesähnlichen“ degenerativen Wachsthumsformen zeigten.

Von weiteren Befunden wurden hervorgehoben: Peritonitis, pseudotuberculosa und Allgemeininfection durch die Blutbahn nach intraperitonealer Einverleibung von Schimmel (Grohé). Ferner wurden gezeigt mikroskopische Abbildungen verschimmelter Lungenabscesse beim Hunde, von Schimmelmycelhaltigem Thrombus in der strömenden Blutbahn an der Theilungsstelle eines grösseren Arterienastes, Embolie einer kleinen Lungenarterie mit ausserordentlich kräftigem Wachsthum der eingebrachten Coccen und Schimmelmassen (Tod des Versuchsthiers [Hund] nach 16 Stunden) und schliesslich eine Anzahl von den Lichtheim'schen „aktinomycesähnlichen“ Wachsthumsformen des Aspergillus und der Lunge des Kaninchens.

Schliesslich wurde noch ein Fall mitgetheilt und durch mikroskopisches Präparat und Abbildung erläutert, bei dem es sich um ganz frische Aspergillusmycose handelt, welche ganz zufällig in einer menschlichen Lunge mit typischer croupöser Pneumonie gefunden wurde, und die im Ganzen einen ca. hirsekorngrossen Herd bildete. Es war dieser Befund dadurch besonders interessant, dass sich mit grosser Deutlichkeit sehen liess, wie durch die Schimmelwucherung die Nekrose des infiltrirten Lungenparenchyms entstand.

(Demonstrationen von mikroskopischen Präparaten und Zeichnungen von solchen.)

Koester fragt den Vortragenden, ob bei den Experimentalthieren nicht Embolien in anderen Organen vorhanden waren, und erwähnt eine Beobachtung bei einem alten Manne, dessen Gehirnrinde durch viele Hunderte von miliaren Necrosen wie gesprenkelt aussah. Die Quelle der Pilze lag in einem Geschwür des Oesophagus, von dem aus ganze Züge von Pilzen, offenbar in Lymphgefässen, ausgingen. —

Bei einer förmlichen Endemie von Aspergillus-Pneumonie in einem Kinderasyl waren jedoch embolische Verschleppungen nie nachzuweisen.

---

7. Herr Lubarsch-Rostock:

Ueber die Strahlenpilzformen des Tuberkelbacillus und ihre Entstehung im Kaninchenkörper.

Schon vor längerer Zeit war von manchen Autoren auf gewisse Beziehungen zwischen den Erregern der Tuberkulose und Aktinomycose aufmerksam gemacht worden. Metschnikoff hatte in Kulturen grosse Kolben gefunden, Billroth wegen des positiven Ausfalls der Tuberkulinreaktion bei Aktinomycotischen auf eine Verwandtschaft beider Erkrankungen geschlossen. Vor einem Jahre demonstrirte endlich Babes auf der Lepraconferenz in Berlin Präparate vom Kaninchengehirn, in dem sich nach subduraler Impfung von T. B. strahlenpilzartige Drusen mit langen Kolben entwickelt hatten. Ich veranlasste darauf einen meiner Schüler, Herrn Otto Schulze, die Sache näher zu untersuchen. Nachdem dann noch Friedrich seine unabhängig von Babes gemachten Beobachtungen über das Auftreten von Strahlenpilzformen des T. B. nach intraarterieller Injection publicirt hatte, wurden auch diese Erfahrungen in den Kreis unserer Untersuchungen mit einbezogen. Die Hauptfrage, die wir uns vorlegten war die, unter welchen Bedingungen sich die Strahlenpilzformen ausbilden. Zunächst wurde untersucht, ob, wie Babes annahm, die Virulenz der Tuberkelbacillen dabei von Bedeutung ist. Zu den Versuchen wurden daher Kulturen der verschiedensten Herkunft und Virulenz benutzt; das Resultat war aber stets ungefähr das gleiche. Weiter wurden locale Einimpfungen von T. B. in die verschiedensten Organe (Leber, Niere, Hoden, Nebenhoden, Mamma etc.) vorgenommen, in der Meinung, dass die Strahlenpilzformen dann zur Ausbildung kämen, wenn zahlreiche Bacillen auf beschränktem Raum zur Wucherung gelangten. Thatsächlich kam es in allen den genannten Organen zur Bildung der Strahlenpilzformen, wobei die Tuberkulose immer beschränkt blieb und sich in dem betreffenden Organ nur wenig ausbreitete. Die Zeit, innerhalb welcher sich die Strahlenpilzformen bildeten, war verschieden; in der Niere wurden schon nach 16 Tagen, im Gehirn nach 20 Tagen, in der Leber nach 18 Tagen typische Herde gefunden; bei intraarterieller Impfung erschienen die ersten Herde nach 20 Tagen, wurden aber noch nach 35 Tagen, im Gehirn sogar noch nach 52 Tagen gefunden. Da auch bei der durch intraarterielle Injection hervorgebrachten Miliartuberkulose beim Kaninchen die Wucherung der Bacillen eine auf relativ kleines Gebiet beschränkte ist, so würde auch der Ausfall dieser Versuche dafür sprechen, dass die Bildung der Strahlenpilzformen abhängig ist von einer Beschränkung der Wucherung, die auf einem gewissen Höhepunkt der Vegetation eintritt. Friedrich hat die Meinung ausgesprochen, dass die Kolben des T. B. nicht als reine Degenerationsproducte anzusehen sind. Dem kann insofern beigepflichtet werden, als sich nicht unter allen Umständen bei schlechten Vegetationsbedingungen die Keulen bilden; so wurden z. B. bei Fröschen, denen T. B. in den Lymphsack injicirt waren, Kolbenformen völlig vermisst, obgleich die Bacillen selbst noch nach Monaten in Haufen in den inneren Organen nachweisbar waren. Eine Vegetation muss also wohl unter allen Umständen vorausgehen, damit die Keulenformen sich ausbilden können; die Keulenbildung ist aber doch der Ausdruck davon, dass die Bacillen unter ungünstigen Verhältnissen existiren. — Was den Nachweis und die Unterscheidung der Tuberkelbacillenkolben von Aktinomyceskolben anbetrifft, so sei Folgendes hervorgehoben. Bei gewöhnlicher Tuberkelbacillenfärbung können die Kolben leicht übersehen werden; es giebt zwar auch solche Kolben, die die Tuberkelbacillenfarbe annehmen, es scheinen das aber nur die ersten Stadien zu sein. Ebenso gelang auch nach der von Friedrich angegebenen Methode nicht immer der Nachweis von Kolben. Das souveräne Mittel ist dagegen die Weigert'sche Fibrinmethode; selbst an solchen Schnitten, an denen bei Anwendung der Tuberkelbacillenmethode oder der Friedrich'schen Färbung der Keulennachweis misslang, konnten bei Umfärbung nach Weigert noch die Keulen zur Darstellung gebracht werden. In diesem Verhalten liegt bereits ein gewisser Unterschied gegenüber den Aktinomyceskolben; freilich sind auch diese etwas launenhaft und mitunter nach der Weigert'schen Methode färbbar, aber doch nicht so regelmässig. Der Hauptunterschied scheint aber darin zu liegen, dass die Tuberkelbacillenkolben nicht solche grosse Affinität zu sauren Farbstoffen besitzen, wie die Aktinomyceskolben, mitunter sogar durch basische Farbstoffe gefärbt werden können. — Was das Schicksal der Tuberkelbacillendrusen anbetrifft, so scheint es, dass sie, ähnlich wie Aktinomycesdrusen, allmählich verkalken können. Doch konnte das noch nicht mit der genügenden Sicherheit festgestellt werden. — Versuche, mit den, nächsten Verwandten der T. B., den Pilzen der Vögeltuberculose, bei Kaninchen die gleichen Formen zu erzeugen, blieben bis jetzt ohne Resultat; auch bei Meerschweinchen konnten vorläufig keine Strahlenpilzformen angetroffen werden.

Discussion:

Boström fragt den Vortr., welche Menge von Kulturaufschwemmung er eingespritzt habe.

Lubarsch: Auf die Frage des Herrn Boström erwidere ich, dass ich im Anfang nur 0,2—0,5 ccm Kulturaufschwemmung in die Carotis injicirte, dann aber meist überhaupt keine Tuberkulose ausbrechen sah; später injicirte ich 1—3 ccm, ohne dass irgendwelche acute Schädigungen des Thieres auftraten.

Boström: Die Angabe Friedrich's, dass die Thiere nach Injection von mehr als 0,5 ccm Tuberkelkulturaufschwemmung rasch zu Grunde gehen, ist nicht richtig; ich habe 10, ja 15 ccm Aufschwemmung eingespritzt, ohne dass die Thiere rasch starben. Ich habe bei meinen Versuchen mit intraarterieller Injection aber niemals die Strahlenpilzformen zu sehen bekommen. Aus diesen Gründen, ferner aus dem Umstande, dass die Kaninchen Friedrich's nach Injection von mehr als 0,5 ccm Kulturaufschwemmung rasch zu Grunde gingen, scheint es mir am wahrscheinlichsten, dass die Aktinomycesformen gar nicht auf die Injection der T. B., sondern auf unbeabsichtigte Verunreinigungen von pathogenen Schimmelpilzen zurückzuführen sind, die ja, wie schon Ribbert gezeigt, wenn sie in geringen Mengen in die Blutbahn gelangen, typische Strahlenpilzheerde bilden. Dafür spricht auch, dass ich in Präparaten von Prof. Friedrich sporenähnliche Kugeln gefunden habe. Auch die von Lubarsch selbst angegebne Thatsache, dass die Heerde mitunter ausschliesslich aus Kolben bestehen, beweist, dass diese Drusen nichts mit den Tuberkelbacillen zu thun haben.

Lubarsch: Wenn die Thiere nach Injection grösserer Mengen von T. B. acut zu Grunde gehen, so liegt das nach meiner Erfahrung vor allem daran, dass gröbere Embolien eintreten, die die Gehirnarterien und Lungencapillaren verstopfen. — Was die Annahme von Herrn Boström anbetrifft, dass die Entstehung der Kolben auf einer Verunreinigung mit Schimmelpilzen beruhe, so ist das unwahrscheinlich; denn 1. erwiesen sich die benutzten

Kulturen bei der Untersuchung als rein, 2. ist es nicht wahrscheinlich, dass die verschiedensten Kulturen die gleichen Verunreinigungen darbieten sollten, 3. ist der Schluss, dass, weil in einem Fall bei localer Einimpfung in die Leber Kolbenherde ohne T. B. vorhanden waren, die Kolben nichts mit T. B. zu thun hätten, ungerechtfertigt. Auch bei der Aktinomycose (bei den Rindern) kommen Drusen vor, die ausschliesslich aus Kolben bestehen; die Stäbchen und Fäden sind dann eben zu Grunde gegangen.

Marchand: Dass in den Lubarsch'schen Versuchen mitunter die Heerde nur aus Kolben bestanden, spricht nicht gegen ihre Zugehörigkeit zu den eingespritzten Tuberkelbacillen. Denn auch bei der Aktinomykose kommen gar nicht selten Heerde ohne Fäden vor, die ausschliesslich aus Kolben bestehen, wie man namentlich bei Aktinomykose der Rinderzunge deutlich sehen kann.

Lubarsch betont nochmals die geringe Wahrscheinlichkeit der Boström'schen Hypothese. Wenn B. in seinen Versuchen keine Strahlenpilzformen gefunden habe, so könne das daran liegen, dass er zu viel injicirt, oder dass er zu wenig Schnitte und vor allem nicht nach der Weigert'schen Methode untersucht habe. — Bei der Annahme eine Verunreinigung wäre es auch nicht gut verständlich, warum die Versuche mit Vögeltuberkulose und mit Säugethiertuberkulose am Meerschweinchen nicht auch positiv ausgefallen sind. — Dass die Strahlenpilzformen, wie Herr B. meint, nach einiger Zeit spurlos verschwänden, sei nicht richtig; im Gehirn fände man sie noch nach 8 Wochen, im übrigen schienen sie, wie bereits erwähnt, der Verkalkung anheimzufallen.

---

8. Herr Hermann v. Schrötter-Wien:

Zur pathologischen Anatomie der Decompressionserkrankungen (Caissonkrankheit).

Meine Herren! Gestatten Sie mir, Ihnen eine Reihe von Abbildungen und Präparate vorzulegen, welche das Ergebniss ausgedehnter, seit zwei Jahren zum Studium der Theorie der Decompressionserkrankungen angestellter Versuche darstellen. Rücksichtlich der arteriellen Luftembolie muss ich betonen, dass es am lebenden Thier gelingt, Luft durch den grossen und kleinen Kreislauf hindurchzutreiben. Nach der Decompression (die Versuche beziehen sich auf einen Ueberdruck bis zu 5 Atmosphären), sieht man Gasblasen (Stickstoff) im Blute auftreten, die nach einer bestimmten Latenzzeit leichtere oder schwerere pathologische Störungen: bald Lähmungen, bald asphyctische Zustände hervorrufen. Gelingt es, die betreffenden Thiere länger am Leben zu erhalten, so findet man ausgedehnte, durch Anämisirung und Ischämie der befallenen Gebiete entstandene Nekrosen und Höhlenbildungen in der grauen und weissen Substanz des Rückenmarkes, Veränderungen, für welche in gewissem Sinne auch die Bezeichnung experimentelle Syringomyelie berechtigt wäre.

Es handelt sich somit, wie ich nochmals ausdrücklich hervorhebe, nicht um Spaltbildung im Rückenmarke, wie v. Leyden seiner Zeit gemeint hat, auch nicht um das Resultat ausgedehnterer Blutungen, in dem solche primär niemals beobachtet wurden, sondern um primäre ischämisch entstandene Nekrosen, wie dies seiner Zeit schon Blanchard und Regnard in einer leider nicht genügend gewürdigten Arbeit gezeigt haben.

Auch alle übrigen Resultate konnten die Anschauungen der französischen Schule (P. Bert) bestätigen und stellen deren Ausgestaltung und nähere Präcisirung dar.

VI.

Geschäfts-Sitzung der Deutschen Pathologischen Gesellschaft.

Donnerstag, den 22. September 1898, Nachmittags 3 Uhr.

Vorsitzender: Herr Rudolph Virchow.

Den ersten Verhandlungsgegenstand bildet die Berathung der Satzungen, wie sie auf Grund der in Braunschweig beschlossenen Fassung und einiger seitens des Vorstandes beantragter Aenderungen den Mitgliedern zugegangen sind.

Unter Berücksichtigung der weiteren in Düsseldorf beschlossenen Aenderungen lauten die Satzungen nunmehr folgendermaassen:

Zweck.

§ 1.

Die deutsche pathologische Gesellschaft verfolgt den Zweck, bei dem stetig wachsenden Umfange der Forschung einen Mittelpunkt für gemeinsame wissenschaftliche Arbeit zu bilden und zur Vereinigung der Fachgenossen beizutragen.

Tagungen.

§ 2.

Um in diesem Sinne einen persönlichen Gedankenaustausch herbeizuführen, veranstaltet die Gesellschaft für ihre Mitglieder periodisch wiederkehrende Tagungen und im Bedürfnissfalle ausserordentliche.

An den hierbei stattfindenden Sitzungen sich zu betheiligen ist auch Nichtmitgliedern, welche durch ein Mitglied eingeführt sind, gestattet. Jedoch haben diese nicht das Recht, mit abzustimmen.

§ 3.

Die ordentlichen jährlich abzuhaltenden Tagungen werden in zeitlicher und örtlicher Verbindung mit den „Versammlungen der deutschen Naturforscher und Aerzte“ abgehalten.

Ausserordentliche Tagungen werden, je nachdem sich das Bedürfniss dazu herausstellt, durch den Vorstand angeordnet und zwar entweder in Berlin oder in einer anderen, im deutschen Sprachgebiete gelegenen Stadt, falls sich darin die für Demonstrationen erforderlichen Mittel und Werkzeuge beibringen lassen.

§ 4.

Für die ordentlichen Tagungen trifft der Vorstand die Vorbereitungen unter Mitwirkung des „Einführenden“ der gleichnamigen Sektion der jeweiligen Naturforscher-Versammlung.

Der Vorsitzende und der Einführende unterzeichnen gemeinsam die Einladung zu dieser Vereinigung und treffen vorläufige Bestimmung über die Reihenfolge der dafür angemeldeten Vorträge.

§ 5.

Für ausserordentliche Tagungen trifft der Vorsitzende die Vorbereitungen im Verein mit dem Schriftführer der Gesellschaft.

Sitzungen.

§ 6.

Die während der ordentlichen Tagung stattfindenden wissenschaftlichen Sitzungen der Gesellschaft fallen mit denen der Naturforscher-Versammlung zeitlich zusammen.

Sondersitzungen greifen nur insoweit Platz, als Gegenstände zu verhandeln sind, welche sich auf die Organisation und Verwaltung der Gesellschaft beziehen, jedenfalls also zum Zwecke der jährlich wiederkehrenden Vorstandswahl.

§ 7.

Den Beschlüssen dieser Sondersitzungen sind ferner vorbehalten alle Veränderungen, welche bezüglich

a) des Jahres-Beitrages,

b) der Satzungen,

c) des Fortbestandes der Gesellschaft

etwa beabsichtigt werden.

Die betreffs dieser Punkte zu stellenden Anträge sind zugleich mit der Einladung zu der bevorstehenden Sitzung anzukündigen.

Veröffentlichung der Verhandlungen.

§ 8.

Für die Herausgabe der in den Sitzungen gehaltenen Vorträge und gepflogenen Verhandlungen sorgt die Gesellschaft mittelst einer selbstständigen Veröffentlichung, ohne damit die gewohnte Aufnahme eines Auszuges in die Berichte der Naturforscher-Versammlung auszuschliessen.

Ueber die Veröffentlichung solcher Vorträge, welche Nichtmitglieder gehalten haben, bleibt dem Vorstande, je nach Befinden, nähere Rücksprache mit dem Redner und die endgültige Entscheidung vorbehalten.

Die Schriftleitung der herauszugebenden Verhandlungen liegt dem Schriftführer ob, falls nicht ein besonderer Redakteur vorgesehen wird.

§ 9.

Jene jährlich wiederkehrende Veröffentlichung, ein Bericht über die in der jeweiligen Tagung gehaltenen Vorträge und Erörterungen, erscheint als besondere Schrift und steht jedem Mitgliede zu ermässigtem Preise zu.

Mitgliedschaft.

§ 10.

Die Mitgliedschaft wird erworben durch schriftliche Anmeldung bei dem Schriftführer und Zahlung des Jahresbeitrages von zehn Mark, welche in der ersten Hälfte des Kalender-Jahres zu erfolgen hat.

Ein Mitglied, welches trotz zweimaliger Mahnung seitens des Schatzmeisters länger als ein Jahr im Rückstande bleibt, gilt als ausgeschieden und wird aus der Liste der Gesellschaft gestrichen. Mittelst Nachzahlung tritt es aber ohne Weiteres wieder ein.

§ 11.

Nur Mitglieder sind berechtigt, in den Sitzungen der Gesellschaft das Stimmrecht auszuüben.

Vorstand.

§ 12.

Der Vorstand setzt sich zusammen aus:

a) Vorsitzendem,

b) stellvertretendem Vorsitzenden,

c) Schriftführer,
d) Schatzmeister,
e—g) 3 anderen Mitgliedern.

Der Einführende der pathologischen Sektion der künftigen Naturforscher-Versammlung hat, insofern er Mitglied der Gesellschaft ist, Anspruch auf einen dieser Vorstands-Posten.

§ 13.

Ausser den genannten 7 Mitgliedern wird ein achtes als Ersatzmann gewählt, welches im Falle des Ausscheidens eines Vorstands-Mitgliedes nachrückt.

Für den Fall vorübergehender Behinderung des Schriftführers ist der Vorsitzende berechtigt, für die jeweilige Einzelsitzung einen Stellvertreter zu ernennen.

§ 14.

Die Mitglieder des Vorstandes nebst dem Ersatzmann werden in einer besonderen Sitzung der jährlichen ordentlichen Tagung von den Anwesenden mittelst schriftlicher Abstimmung gewählt.

Jede Wahl gilt auf ein Jahr und zwar mit Einschluss der nächsten ordentlichen Tagung.

Die alsdann ausscheidenden Mitglieder sind sofort wieder wählbar[1]).

§ 15.

Dem Vorstande bleibt nicht nur die Regelung seiner eigenen Thätigkeit, seiner Verhandlungs- und Abstimmungsweise vorbehalten, sondern auch die Schaffung einer Geschäftsordnung für die Sitzungen der Gesellschaft.

§ 16.

Ferner liegt ihm die verantwortliche Verwaltung des Gesellschafts-Vermögens ob, sowie deren Vertretung nach Aussen, auch in gerichtlicher Hinsicht.

Für sämmtliche in letzteren beiden Richtungen geschehenen Schritte ist er verpflichtet, in der nächsten Tagung die Genehmigung der Gesellschaft einzuholen, sowie über alle wichtigeren Vorgänge, etwaige Verhandlungen, welche er in deren Interesse mit Anderen gepflogen hat, und Aehnliches Bericht zu erstatten.

---

[1]) Bis dahin stand hier der Zusatz: „Nur der Vorsitzende kann als solcher nicht von Neuem in den nächstjährigen Vorstand gewählt werden,“ wurde aber auf Antrag des Herrn v. Recklinghausen einstimmig zu streichen beschlossen.

Uebergangsbestimmung betreffs der für die Sitzungen zu schaffenden Geschäftsordnung.

§ 17.

Ueber die endgültige Geschäftsordnung für die Sitzungen soll in der nächstjährigen Tagung Beschluss gefasst werden.

Jedoch wird schon jetzt grundsätzlich anerkannt, dass die pathologische Sektion der Naturforscher-Versammlung die Tagesordnung dafür bestimmt und über die Reihenfolge der Vorträge entscheidet.

Zu einigen Paragraphen der so genehmigten Satzungen werden

Erläuternde Zusätze

beschlossen, welche, ohne selber die Bedeutung statutarischer Bestimmungen zu haben, dazu dienen sollen, missverständliche Auslegungen zu verhüten.

So einigt man sich in Bezug auf § 9 über folgende Grundsätze, welche dem Vorstande bei den mit dem Verleger zu führenden Verhandlungen als Richtschnur dienen sollen:

a) Die Verhandlungen der deutschen pathologischen Gesellschaft erscheinen als besondere Veröffentlichung im Verlage von Georg Reimer-Berlin, mit welchem zunächst ein Vertrag für 1 Jahr abgeschlossen werden soll, unbeschadet der Aufnahme kurzer Referate in den Jahresbericht der Gesellschaft deutscher Naturforscher und Aerzte.

b) Der Umfang der Verhandlungs-Berichte wird zunächst auf 10 Bogen festgesetzt, nach Erforderniss mit Hinzuziehung einzelner Tafeln. Bezüglich der Tafeln haben die Autoren die Erlaubniss des Vorstandes einzuholen.

c) Jedes Mitglied der Gesellschaft erhält vorläufig 1 Exemplar der Verhandlungen unentgeltlich.

In Bezug auf § 10 wird erklärt: „Auswärtigen, nicht deutschen Mitgliedern der Gesellschaft soll bei ihrer Aufnahme die mittelst eines Formulars zu machende Nachricht zugestellt werden, dass die Mitgliedschaft der pathologischen Gesellschaft nicht gleichzeitig auch diejenige der Naturforscher-Versammlung in sich schliesse.

Der zu § 12 gestellte Antrag, dass die drei unter e—g aufgeführten Vorstandsmitglieder dafür sorgen sollen, dass bei jeder Tagung geeignete Themata für Referate und Berichterstatter dafür gewonnen werden, wird von Herrn Ziegler bekämpft und von der Versammlung abgelehnt.

Der Schatzmeister, Herr Marchand, berichtet darauf, dass die Gesellschaft zur Zeit 116 Mitglieder zähle (darunter eine Reihe Ausländer), von welchen 59 den Jahresbeitrag für 1897 eingezahlt haben.

Nach Kenntnissnahme und Prüfung seines über das erste Rechnungsjahr erstatteten Geschäftsberichtes, ertheilt ihm die Versammlung die erbetene Entlastung.

Die Neuwahl des Vorstandes ergibt für 1898/99 folgende Zusammensetzung:

Vorsitzender:	Herr Virchow,
Stellvertretender Vorsitzender:	Herr v. Recklinghausen,
Schriftführer:	Herr Ponfick,
Schatzmeister:	Herr Marchand,
Als Einführender der pathologisch-anatomischen Sektion der 1899 in München tagenden Versammlung Deutscher Naturforscher und Aerzte:	Herr Bollinger,
	Herr Chiari,
	Herr Ziegler,
Als Ersatzmann:	Herr Orth.

Mitglieder

der

Deutschen Pathologischen Gesellschaft*).

Aufgestellt Ende 1898.

---

1. Armanni, L., o. Prof. d. path. Histologie. Neapel, Griotelli 15.
2. Arnold, J., o. Prof. d. path. Anat., Geh. Hofrath. Heidelberg, Geisbergstrasse 1.
3. Aschoff, L., Privatdocent d. path. Anat. und 1. Assistent. Göttingen.
4. Ascanazy, M., Privatdocent d. path. Anat. und 1. Assistent. Königsberg.
5. Babes, O., o. Prof. u. Director des Instituts für Pathologie und Bacteriologie. Bukarest.
6. Bardenheuer, Prof., Geh. San.-Rath., Dirig. Arzt am Bürger-Spital. Köln.
7. Barker, L. J., Ass. Prof. of Anatomy, John Hopkins Univ. Baltimore.
8. Baumgarten, P., o. Prof. d. path. Anat. Tübingen.
9. Benda, C., Prosector am Städt. Krankenhaus Am Urban. Berlin, Kronprinzen-Ufer 30.
10. Bendz, H., o. Prof. d. path. Anat. Lund.
11. Beneke, R., Prosector am Städt. Krankenhaus. Braunschweig.
12. v. Bergmann, E., o. Prof. d. Chirurgie, Geh. Med.-Rath. Berlin.
13. Birch-Hirschfeld, V., o. Prof. d. path. Anat. Geh. Med.-Rath. Leipzig.
14. Blanchard, R., Prof. à la Faculté de médecine. Paris, 226 Boulevard St. Germain.
15. Boddaert, R., o. Prof. d. path. Anat. u. inneren Med. Gent, Coupwie 46.
16. Boheman, H., Doc. d. path. Anat. am Karol. Institut. Stockholm.
17. Bollinger, O., o. Prof. d. path. Anat., Obermedicinalrath. München, Goethestrasse 54.
18. Borst, M., Privatdocent d. path. Anat. Assistent. Würzburg.
19. Bostroem, E., o. Prof. d. path. Anat., Geh. Med.-Rath. Giessen.
20. Bouchard, Ch., o. Prof. à la Faculté de méd. Paris, 174 Rue de Rivoli.
21. Busse, O., Privatdocent d. path. Anat. Assistent. Greifswald.
22. Chiari, H., o. Prof. d. path. Anat. an der deutschen Universität. Prag.
23. Denys, J., o. Prof. d. path. Anat. u. Bacteriologie. Löwen.
24. Dürck, H., Privatdocent u. Assistent am path. Institut, Prosector am städt. Krankenhaus, r. d. Isar. München, Nussbaumstr. 2a.

---

*) Der Doctor-Titel ist weggelassen worden.

25. Eberth, C., o. Prof. d. path. Anat., Geh. Med.-Rath. Halle a. S.
26. Eppinger, H., o. Prof. d. path. Anat. Graz.
27. Ernst, P., a. o. Prof. u. 1. Assistent am Path. Institut. Heidelberg.
28. Fleischhauer, San.-Rath. Düsseldorf.
29. Flexner, S., Associate Professor of Path. Anat. John Hopkins University. Baltimore. U. S.
30. Foà, Pio, o. Prof. d. allg. Path. Turin, Corso Valentino 40.
31. Fraenkel, E., Prosector d. neuen allg. Krankenhauses. Hamburg-Eppendorf.
32. Fritsch, H., o. Prof. d. Gynäkologie, Geh. Med.-Rath. Bonn.
33. Fujinami, A., z. Z. Strassburg i. E. Neudorf, Heiritzweg 11.
34. Gaylord, H. R. Buffalo U. S. A.
35. Grawitz, P., o. Prof. d. path. Anat. Greifswald.
36. Gusserow, o. Prof. d. Gynäkologie, Geh. Med. Rath. Berlin, Roonstr. 4.
37. Hamilton, D. J., o. Prof. d. Path. Anat. Aberdeen, Schottland.
38. Hanau, A., Prosector am Canton-Spital. St. Gallen.
39. Hansemann, D., Prof., Prosector am städt. Krankenhaus Friedrichshain. Berlin W., Derfflingerstr. 21.
40. Hauser, E., o. Prof. d. path. Anat. Erlangen.
41. Heller, A., o. Prof. d. path. Anat., Geh. Med.-Rath. Kiel.
42. Henke, F., Privatdocent u. 1. Asstistent am path. Institut. Breslau.
43. Homén, E. A., o. Prof. d. path. Anat. Helsingfors.
44. v. Jaksch, R., o. Prof. d. inneren Medicin. Prag.
45. Jores, L., Prof., Privatdocent d. path. Anat. Bonn.
46. Israel, O., a. o. Prof. u. Assistent am path. Institut zu Berlin. Charlottenburg, Knesebeckstr. 1.
47. v. Jürgensen, o. Prof. d. inneren Medicin. Tübingen.
48. Jürgens, R., Prosector an der Kgl. Charité. Berlin.
49. v. Kahlden, C., a. o. Prof. d. path. Anat. Freiburg i. B.
50. Kast, o. Prof. d. inneren Medicin. Breslau, Neue Taschenstr. 32.
51. Kaufmann, E., o. Prof. d. path. Anat. Basel.
52. Key, A., o. Prof. d. path. Anat. am Karol.-Institut. Stockholm.
53. Knauss, R., Prosector am Katharinen-Hospital, Stadtarzt. Stuttgart.
54. Kockel, R., a. o. Prof. d. gerichtl. Medicin und 1. Assistent am path. Institut. Leipzig, Stephanstr. 22.
55. König, Fr., o. Prof. d. Chirurgie, Geh. Med.-Rath. Berlin NW., Brücken-Allee 35.
56. Koester, o. Prof. d. path. Anat., Geh. Med.-Rath. Bonn.
57. Kraus, Fr., o. Prof. d. Hygiene. Graz, Rechbauerstr. 10.
58. Krehl, L., a. o. Prof. d. inneren Medicin. Jena.
59. Kretz, R., Docent f. path. Anat., Prosector. Wien IV, Theresianumgasse 8.
60. Kromayer, Privatdocent d. Pharmakologie. Halle a. S., Poststr. 8.
61. Kuhn, C. H., o. Prof. d. path. Anat. Amsterdam, Oosteende 15.
62. Langerhans, P., Prof., Privatdocent d. path. Anat. und Prosector am städt. Krankenhaus Moabit. Berlin, Brücken-Allee 11.
63. Langhans, Th., o. Prof. d. path. Anat. Bern.
64. Lassar, O., a. o. Prof. d. Dermatologie. Berlin NW., Carlstr. 19.

65. Leichtenstern, Director d. inneren Abth. des Bürgerspitals, Prof., Geh. San.-Rath. Köln.
66. Lesser, A., a. o. Prof. der gerichtl. Medicin. Breslau.
67. v. Leyden, E., o. Prof. der inneren Medicin, Geh. Med.-Rath. Berlin W., Bendlerstr. 30.
68. Liebreich, O., o. Prof. der Pharmakologie, Geh. Med.-Rath. Berlin, Neustädt. Kirchstr. 9.
69. Litten, M., Prof., Priv.-Doc. der inneren Medicin. Berlin, Königgrätzerstrasse 8.
70. Löwit, M., o. Prof. der allg. Pathologie. Innsbruck.
71. Lubarsch, O., a. o. Prof. der path. Anat. Rostock.
72. Lubimoff, N., Prof. der path. Anat. Kasan.
73. Marchand, F., o. Prof. der path. Anat., Geh. Med.-Rath. Marburg.
74. Marckwald, Prosector am städt. Krankenhaus. Aachen.
75. Martin, A., o. Professor der Gynäkologie. Greifswald.
76. Martinotti, G., o. Prof. d. path. Anat. Bologna.
77. Meltzer, S. J., Arzt. New-York, 66 East 124 Street.
78. Morpurgo, B., Prof. d. path. Anat. Siena.
79. Mosler, o. Prof. d. inneren Med., Geh. Med.-Rath. Greifswald.
80. Naunyn, o. Prof. d. inneren Med. Strassburg i. E.
81. Nauwerck, C., Prosector am Städt. Krankenhaus. Chemnitz.
82. Neumann, E., o. Prof. d. path. Anat., Geh. Med.-Rath. Königsberg i. Pr.
83. Obregia, Al., Professor. Bukarest, Clementzei Str. 31.
84. Orth, J., o. Prof. d. path. Anat., Geh. Med.-Rath. Göttingen.
85. Ostertag, Prof. an der Thierärztlichen Hochschule. Berlin NW. 6.
86. Pollitz, P., Anstaltsarzt. Brieg i. Schl.
87. Pommer, G., o. Prof. d. path. Anat. Innsbruck.
88. Ponfick, E., o. Prof. d. path. Anat., Geh. Med.-Rath. Breslau XVI, Novastr. 3.
89. Prudden, M. T., Departement of Pathology. College of Physicians and surgeons, New-York, 437 West 59. Street.
90. Quensel, U., Laborator d. path. Anat. am Carolinischen Institut. Stockholm.
91. v. Recklinghausen, o. Prof. d. path. Anat. Strassburg i. E.
92. Reddingius, R. A., o. Prof. d. path. Anat. Groningen.
93. Ribbert, H., o. Prof. d. path. Anat. Zürich.
94. v. Rindfleisch, E., o. Prof. d. path. Anat., Geh. Rath. Würzburg.
95. Rosenthal, W., Assistent am path. Institut. Erlangen.
96. Ruge, C., Professor, San.-Rath. Berlin W., Jägerstr. 61.
97. Saxer, Fr., Privat-Docent d. path. Anat. und 1. Assistent am path. Institut. Marburg.
98. Schede, M., o. Prof. d. Chirurgie, Geh. Med.-Rath. Bonn.
99. Schmaus, H., Priv.-Doc. und 1. Assistent am path. Institut. München, Herzog Heinrichstr. 38.
100. Schmidt, M. B., Priv.-Doc. d. path. Anat. u. 1. Assistent am path. Institut. Strassburg i. E.
101. Schmorl, G., Med.-Rath, Pros. am städt. Krankenhause. Dresden.

102. v. Schrötter, H., Assistent an der III. med. Klinik. Wien IX, Mariannengasse 3.
103. Schuchardt, K., Prof., Director d. Chirurg. Abth. d. städt. Krankenhauses. Stettin.
104. Schütz, Prof. an d. Thierärztlichen Hochschule, Geh. Reg.-Rath. Berlin, Luisenstr. 56.
105. Senator, H., a. o. Prof. d. inneren Med., Geh. Med.-Rath. Berlin NW., Bauhofstr. 7.
105. Shattock, Joint Lecturer on Pathology and Bacteriology St. Thomas Medical Scool. Pathological Curator of the Hunterian Museum, Royal College of Surgeons, Lincoln's Inn Fields. London.
106. Siegenbeek van Heukelom, o. Prof. d. path. Anat. Leyden.
107. Simmonds, Prosector am Krankenhaus St. Georg. Hamburg, Johns-Allee 50.
108. Soltmann, O., a. o. Prof. u. Med.-Rath, Director des Kinderkrankenhauses. Leipzig, Goethestr. 9.
109. Stilling, H., o. Prof. d. path. Anat. Lausanne.
110. Stintzing, o. Prof. d. inneren Med. Jena.
111. Streebe, H., Prosector am städt. Krankenhause. Hannover.
112. Sundberg, C., Prof. d. Pathologie und Hygiene. Upsala.
113. Thoma, R., Prof. d. path. Anat. Magdeburg, Gr. Diesdorferstr. 208.
114. Thorel, Ch., Prosector am städt. Krankenhause. Nürnberg.
115. Tillmanns, a. o. Prof. d. Chirurgie, Med.-Rath, General-Oberarzt à la suite. Leipzig, Salomonstr. 1.
116. Trendelenburg, o. Prof. der Chirurgie, Geh. Med.-Rath. Leipzig, Königstrasse 33.
117. Unna, P. G., Dermatolog. Hamburg.
118. Virchow, R., o. Prof. d. path. Anat. Geh. Med.-Rath. Berlin W., Schellingstr. 10.
119. Weichselbaum, A., o. Prof. der path. Anat. Wien X., Porzellangasse 15.
120. Weigert, C., Prof. u. Geh. San.-Rath, Senckenberg's path. Institut. Frankfurt a. M.
121. Werth, o. Prof. der Gynäkologie. Kiel.
122. Wilms, W., Assistent a. d. chir. Klinik. Leipzig.
123. Wölfler, A., o. Prof. d. Chirurgie d. deutschen Universität. Prag, Tonnengasse.
124. Wright, J. H., Director of the Laboratory of the Massach. General Hospital. Boston, U. S.
125. v. Wyss, H., a. o. Prof. d. gerichtl. Medicin. Zürich.
126. Wysokowicz, W., o. Prof. d. path. Anat. Kiew.
127. Zahn, F. W., o. Prof. d. path. Anat. Genf, Plainpalais.
128. Ziegler, E., o. Prof. d. path. Anat., Geh. Hofrath. Freiburg i. B.
129. v. Ziemssen, o. Prof. d. inneren Med., Geheimrath. München, Lindwurmstr. 2.